高职高专药学类专业教材
配套实践技能训练教材

常见病例处方分析及用药分析能力训练

主　编　蒋红艳　苏湲淇
副主编　邓庆华　龙　波　黄永平
编　者　(以姓氏笔画为序)
邓庆华　龙　波　刘晓颖
苏湲淇　张树槐　张钦源
陈立书　胡年琼　胡清伟
夏　瀛　凌广略　黄永平
蒋红艳

科学出版社
北　京

内 容 简 介

《常见病例处方分析及用药分析能力训练》是为适应当前高等职业教育改革发展的需要，以就业为导向，以培养学生岗位职业能力为目的，与临床医师、临床药师共同开发的一本专业能力训练辅导教材。全书共分两部分，第1部分为常见病例处方分析，第2部分为常见病例用药分析，其中收集了临床常见疾病中具有代表性的一些药物处方和有关合理用药的案例资料。相信这些案例会让学生在今后的工作中对于合理选药有所启发和警戒，能使学生懂得临床用药是否合理，合理用药应从疾病的特征、药物的特点以及影响药物相互作用的各方面因素考虑，根据不同的病情制订出合理的个体化的用药方案，达到安全、有效并且经济的目的。

本书主要适合药学类、临床医学类、护理类等专业学生在学习《药理学》及《临床药物治疗学》阶段使用。

图书在版编目(CIP)数据

常见病例处方分析及用药分析能力训练 / 蒋红艳，苏湲淇编著. —北京：科学出版社，2011. 3
高职高专药学类专业教材 · 配套实践技能训练教材
ISBN 978-7-03-030337-0

Ⅰ. ①常… Ⅱ. ①蒋… ②苏… Ⅲ. ①常见病-用药法-高等学校：技术学校-教材 Ⅳ. ①R452

中国版本图书馆 CIP 数据核字（2011）第 025621 号

责任编辑：魏雪峰 / 责任校对：桂伟利
责任印制：赵　博 / 封面设计：范璧合

科学出版社 出版
北京东黄城根北街 16 号
邮政编码：100717
http://www sciencep com
固安县铭成印刷有限公司印刷
科学出版社发行　各地新华书店经销
*
2011 年 3 月第　一　版　　开本：787×1092　1/16
2025 年 1 月第七次印刷　　印张：8 1/4
字数：192 000
定价：34. 80 元
（如有印装质量问题，我社负责调换）

前　言

为了进一步贯彻教育部《关于全面提高高等职业教育教学质量的若干意见》精神，以就业为导向，将教学建设与培养学生职业技能紧密结合，以适应当前高等职业教育教学改革与发展的需要，我们与临床医师、临床药师一起收集了临床常见疾病中具有代表性的一些药物处方和有关合理用药的案例资料，编写了这本《常见病例处方分析及用药分析能力训练》。本书旨在培养学生能面对日益增多的药物种类和不断出现的新药，进行正确的应用和推荐药物，能在将来的工作岗位上避免选药错误、用药过多、配伍不当等现象。

本教材第1部分为常见病例处方分析，第2部分为常见病例用药分析，在编写原则上，均突出以职业能力为核心，采用分章节分疾病编写，教材坚持贴近学生、贴近社会、贴近岗位。相信这些案例会让学生在今后的工作中对于合理选药有所启发和警戒，能使学生懂得评价临床用药是否合理，应从疾病的特征、药物的特点以及影响药物相互作用的各方面因素考虑，能根据不同的病情制订出合理的个体化的用药方案，达到安全、有效并且经济的目的。本书可作为药学类、临床医学类、护理类等专业学生学习《药理学》与《临床药物治疗学》的教辅用书。

本教材编写得到了重庆医药高等专科学校领导、沙坪区人民医院、重庆市肿瘤医院等单位大力支持，参考引用了一些教材、文献，在此，一并表示衷心的感谢！由于我们是初次尝试，虽然尽力但缺乏经验，时间仓促，水平有限，如有错误和不足之处，恳请读者提出宝贵意见，以便修订时加以完善。

编　者

2010年10月

目　　录

目 录

第1部分　常见病例处方分析

第1章　处方知识概述

《处方管理办法》(中华人民共和国卫生部令第53号)正式颁布,于2007年5月1日起施行。《处方管理办法》共分8章63条,全文对处方管理的一般规定、处方权的获得、处方的开具、处方的调剂、监督管理、法律责任等做了明确的规定。依据《处方管理办法》,下面就处方的一般知识做简单的介绍。

一、处方的概念

处方是指由注册的执业医师和执业助理医师(以下简称医师)在诊疗活动中为患者开具的、由取得药学专业技术职务任职资格的药学专业技术人员(以下简称药师)审核、调配、核对,并作为患者用药凭证的医疗文书。处方包括医疗机构病区用药医嘱单。

二、处方性质、分类与书写

1. 处方的性质与分类

(1) 处方的性质

1) 法律性:因开具处方或调配处方所造成的医疗差错或事故,医师和药师分别负有相应的法律责任。医师具有诊断权和开具处方权,但无调配权;药师具有审核、调配处方权,但无诊断和开具处方权。

2) 技术性:开具或调配处方者都必须是经过医药院校系统专业学习,并经资格认定的医药卫生技术人员担任。医师对患者做出明确的诊断后,在安全、有效、经济的原则下,开具处方。药学技术人员按医师处方准确快捷地调配,并将药品发给患者应用。表现出开具或调配处方的技术性。

3) 经济性:处方是药品消耗的凭证和原始依据,是药品经济收入的凭证和原始依据,是患者在治疗疾病全过程中用药的真实凭证。

(2) 处方的分类

1) 法定处方:主要指《中国药典》、局颁标准收载的处方,具法律约束力。

2) 医师处方:指医师为患者诊断、治疗和预防所开具的处方。

3) 协定处方:医院药剂科和临床医师根据医院日常医疗用药的需要,共同协商制定的处方。仅限于在本单位使用。协定处方适用于大量配置和储备,便于控制药品的品种和质量,可以提高工作效率减少患者取药等候时间。

2. 处方的书写

(1) 处方书写的要求

1) 患者一般情况、临床诊断填写清晰、完整,并与病历记载相一致。每张处方限于一名患者的用药。字迹清楚，不得涂改；如需修改，应当在修改处签名并注明修改日期。

2）患者年龄应当填写实足年龄，新生儿、婴幼儿写日龄、月龄，必要时要注明体重。

3）西药和中成药可以分别开具处方，也可以开具一张处方，中药饮片应当单独开具处方。

4）无论西药、中成药处方，每一种药品应当另起一行，每张处方不得超过5种药品。

5）中药饮片处方的书写，一般应当按照“君、臣、佐、使”的顺序排列；调剂、煎煮的特殊要求注明在药品右上方，并加括号，如布包、先煎、后下等；对饮片的产地、炮制有特殊要求的，应当在药品名称之前写明。

6）药品用法用量应当按照药品说明书规定的常规用法用量使用，特殊情况需要超剂量使用时，应当注明原因并再次签名。

7）医师开具处方应当使用经药品监督管理部门批准并公布的药品通用名称、新活性化合物的专利药品名称和复方制剂药品名称。医师可以使用由卫生部公布的药品习惯名称开具处方。

8）处方一般不得超过7日用量；急诊处方一般不得超过3日用量；对于某些慢性病、老年病或特殊情况，处方用量可适当延长，但医师应当注明理由。

9）麻醉药品、精神药品、医疗用毒性药品、放射性药品的处方用量应当严格按照国家有关规定执行。开具麻醉药品处方，应有病历记录。

（2）处方常见外文的缩写如下

服药次数		剂型		给药途径		单位	
q.h	每小时	Aq	水剂	H.	皮下的	g	克
q.4h	每4小时	Cap	胶囊	im.	肌内注射	kg	千克
q.d.	每天	Inj.	注射剂	iv.	静脉注射	mg	毫克
q.n	每晚	Liq	液体	iv.gtt.	静脉滴注	μg	微克
b.i.d.	每日2次	Mist	合剂	p.o.	口服	ml	毫升
t.i.d.	每日3次	Sol.	溶液	O.D.	右眼	U	单位
q.i.d.	每日4次	Tab	片剂	O.S.	左眼		
q.o.d.	隔日1次	ung.	软膏剂	O.U.	双眼		
p.r.n.	必要时	NS	生理盐水				
s.t.	立即(statim)	OTC	非处方药				
a.c.	餐前						
p.c.	餐后						

三、处方审核

1. 处方的形式审核

（1）审核资质：药学专业技术人员须凭医师处方调剂处方药品，非经医师处方不得调剂。取得药学专业技术资格者方可从事处方调剂工作。

（2）审核内容：药学专业技术人员应当认真逐项检查处方前记、正文和后记书写是否清晰、完整，并确认处方的合法性。其中包括处方类型（麻醉药品处方、急诊处方、儿科处方、普通处方）、处方开具时间、处方的报销方式（公费医疗专用、医疗保险专用、部分自费、自费等）、有效性、医师签字的规范性等。

2. 用药适宜性的审核 药师应当对处方用药适宜性进行审核,审核内容包括:

(1) 规定必须做皮试的药品,处方医师是否注明过敏试验及结果的判定。

(2) 处方用药与临床诊断的相符性:处方用药须与临床诊断密切相符,药师应审查处方用药与临床诊断的相符性。与临床诊断不相符的典型情况有非适应证用药、超适应证用药、撒网式用药、非规范用药、盲目联合用药、过度治疗用药等。

(3) 剂量、用法的正确性:一部分抗菌药物、性激素、维生素、凝血酶及抗毒素,由于效价不恒定,只能靠生物检定与标准品比较的方法来测定。因此,采用特定的"IU"(国际单位)或用"U"(单位)表示剂量。

(4) 选用剂型与给药途径的合理性:同一药物,剂型不同,药物的作用不同;同一药物,剂型不同,应用的效果不同;同一药物,剂型不同,其作用的快慢、强度、持续时间不同;同一药物,剂型不同,其副作用、毒性不同;同一药物,制成同一剂型,由于制备工艺不同与处方组成不同而表现不同。

(5) 是否有重复给药现象:注意一药多名现象及中成药中含化学药成分。

(6) 是否有潜在临床意义的药物相互作用和配伍禁忌。

(7) 其他用药不适宜情况。

药师经处方审核后,认为存在用药不适宜时,应当告知处方医师,请其确认或者重新开具处方。

3. 药物相互作用与配伍禁忌

(1) 药物相互作用对临床药效学的影响

1) 作用相加或增加疗效

作用于不同的靶位:磺胺甲噁唑+甲氧苄啶,阿托品+胆碱酯酶复活剂;

保护药品免受破坏:β-内酰胺类抗生素+β-内酰胺酶抑制剂,亚胺培南+西司他丁;

促进机体利用:左旋多巴+苄丝肼/卡比多巴,铁+维生素C;

延缓或降低耐药性:磷霉素+其他类抗菌药;

2) 敏感化作用:排钾利尿药和强心苷;

3) 拮抗作用:甲苯磺丁脲和氢氯噻嗪,吗啡和纳洛酮;

4) 增加毒性和药品不良反应:肝素与阿司匹林(抗血小板聚集)、双嘧达莫(抗血小板聚集)、非甾体抗炎药(易致胃肠道出血)、右旋糖酐(血容量扩充药)合用,有增加出血的危险,氨基糖苷类与依他尼酸、呋塞米、万古霉素合用,可增加耳毒性和肾毒性。

(2) 药物相互作用对临床药动学的影响

1) 影响吸收

配合作用:四环素类与药物中的金属离子(钙、镁、铝、铋、铁等无机盐)配合;

减慢排空,增加吸收:抗胆碱药(如阿托品、颠茄)可延缓排空;

加快排空,减少吸收:甲氧氯普胺(胃复安)、多潘利酮(吗丁啉)、西沙必利可促进排空。

2) 影响分布

游离型药物+血浆蛋白$\rightleftharpoons$血浆蛋白结合型药物

亲和力强的置换亲和力弱的,使后者游离型增多,疗效增强。

3) 影响代谢

肝药酶诱导作用:使合用的药物加速代谢而提前失效。

具酶诱导作用的药物:巴比妥类、苯妥英钠、卡马西平、利福平等。

肝药酶抑制作用:使合用的药物代谢减慢,体内浓度增加。具酶抑制作用的药物:氟康唑、红霉素、异烟肼、西咪替丁等。

(3) 药物的体外配伍禁忌:青霉素与巴比妥类、维生素类等配伍可出现混浊、沉淀、变性和活性降低。甘露醇与头孢类、盐溶液、抗肿瘤药等配伍可出现混浊、沉淀、变性和活性降低。

四、处方调配、核查与发药

1. 处方调配

(1) 四查十对的内容:查处方,对科别、姓名、年龄;查药品,对药名、剂型、规格、数量;查配伍禁忌,对药品性状、用法用量;查用药合理性,对临床诊断。

(2) 处方调配注意事项:阅读处方,逐一调配。对贵重药品、麻醉药品分别登记账卡;调配药品时检查批准文号和有效期;配齐后,逐条核对,书写标签;特殊保存药品的标签;在每种药品外包装贴标签;配好一张后再调配下一张;核对后签名或盖章。

(3) 特殊调剂:根据患者个体化用药的需要,药师应在药房中进行特殊剂型或剂量的临时调配,如稀释液体、磨碎片剂并分包装、分装胶囊、制备临时合剂等。

2. 核查与发药

(1) 核查的项目包括:审核处方内容、逐个核对处方与药品是否一致、逐个检查药品外观质量是否合格及确认有效期。

(2) 发药注意事项:是调剂工作的最后环节。应注意:核对患者,核对药品与处方的相符性,发现配方错误,应将药品退回配方人,及时更正。向患者交代用药和用药指导,尊重患者隐私,尽量解答患者问题,或建议到药物咨询窗口。

【处方分析示例】

患者,男,56岁。中度心衰,下肢明显水肿。

Rp:

地高辛片 0.25mg×20

用法:每次1片,每日1次,口服

氢氯噻嗪片 25mg×20

用法:每次2片,每日2次,口服

分析与评价:

项目	分析内容	标准分	得分
是否合理	不合理	3	
理由陈述	地高辛为强心苷类药,安全范围小(治疗量已接近中毒量的60%),生物利用度及个体差异大。若地高辛用量过大,可致心肌细胞内失K^+而出现心脏毒性反应,如室性早搏、二联律、室性心动过速甚至心室纤颤。氢氯噻嗪为中效利尿药,连续使用能引起血中电解质紊乱,尤其低血钾为甚。当两药联用时,可能会诱发或加重地高辛的心脏中毒反应。	7	
总分		10	

第2章　神经系统常见病处方分析

1. 患者,女,20岁。既往有青光眼病史,现患虹膜睫状体炎,为防止炎症后期发生粘连,医生开写下列处方,请分析是否合理,为什么?

Rp:

2%硝酸毛果芸香碱滴眼液　　10ml×1

0.5%托吡卡胺滴眼液　　6ml×1

用法:交替滴眼

分析与评价:

项目	分析内容	标准分	得分
是否合理		3	
理由陈述		7	
总分		10	

2. 患儿,男,6岁。疑为功能性近视,需做眼底检查,医生开写下列处方,请分析是否合理,为什么?

Rp:

0.5%托吡卡胺滴眼液　　6ml×1

用法:滴眼,tid

分析与评价:

项目	分析内容	标准分	得分
是否合理		3	
理由陈述		7	
总分		10	

3. 患者,女,35岁,诊断为细菌感染所致的角膜炎,医生开写下列处方,请分析是否合理,为什么?

Rp:

0.1%硫酸阿托品眼膏　　2g×1支

用法:外用,tid

分析与评价:

项目	分析内容	标准分	得分
是否合理		3	
理由陈述		7	
总分		10	

4. 患者,女,45岁,诊断为偏头痛,医生开写下列处方,请分析是否合理,为什么?

Rp:

布洛芬缓释胶囊　　300mg×40

用法:300mg/次,4次/日,口服

分析与评价:

项目	分析内容	标准分	得分
是否合理		3	
理由陈述		7	
总分		10	

5. 医生给一位癫痫大发作患者开写下列处方,请分析是否合理,为什么?

Rp:

苯妥英钠片　　50mg×30

用法:50mg/次,3次/日,口服

卡马西平片　　100mg×20

用法:100mg/次,2次/日,口服

分析与评价:

项目	分析内容	标准分	得分
是否合理		3	
理由陈述		7	
总分		10	

6. 患者,女,27岁,诊断为重症肌无力,医生给开下列处方,请分析是否合理,为什么?

Rp:

溴化新斯的明片　　15mg×60

用法:15mg/次,3 次/日,饭前服

分析与评价:

项目	分析内容	标准分	得分
是否合理		3	
理由陈述		7	
总分		10	

7. 患者,女,10 岁,癫痫小发作,因丙戊酸钠不能完全控制癫痫发作,医生又用了氯硝西泮,处方如下,请分析是否合理?为什么?

Rp:

丙戊酸钠片　　0. 2g×30

用法:0. 1g/次,3 次/日,口服

氯硝西泮片　　2mg×30

用法:2mg/次,3 次/日,口服

分析与评价:

项目	分析内容	标准分	得分
是否合理		3	
理由陈述		7	
总分		10	

8. 一位产妇,医生确定其胎儿将在 2h 内可以娩出,为分娩止痛,医生开出下列处方,请分析是否合理,为什么?

Rp:

盐酸哌替啶注射液　　50mg×1 支

用法:50mg/次　立即肌内注射

分析与评价:

项目	分析内容	标准分	得分
是否合理		3	
理由陈述		7	
总分		10	

9. 医生给一位剧烈胆绞痛患者开写下列处方，请分析是否合理，为什么？

Rp：

盐酸吗啡注射液　　10mg×1 支

用法：10mg/次，立即肌内注射

分析与评价：

项目	分析内容	标准分	得分
是否合理		3	
理由陈述		7	
总分		10	

10. 医生给一位帕金森病患者开写下列处方，请分析是否合理，为什么？

Rp：

左旋多巴片　　0.25g×100

用法：2 片/次，3 次/日，口服

卡比多巴片　　0.25g×100

用法：2 片/次，3 次/日，口服

分析与评价：

项目	分析内容	标准分	得分
是否合理		3	
理由陈述		7	
总分		10	

11. 医生给一位伴有恶心、呕吐的帕金森病患者开写下列处方，请分析是否合理，为什么？

Rp：

左旋多巴片　　0.25g×42

用法：2 片/次，4 次/日，口服

维生素 B_6片　　10mg×42

用法：2 片/次，4 次/日，口服

分析与评价：

项目	分析内容	标准分	得分
是否合理		3	
理由陈述		7	
总分		10	

12. 某患者因精神分裂症长期应用氯丙嗪治疗,因吞服一整瓶氯丙嗪而出现血压下降达休克水平,为使血压回升医生开写下列处方,请分析是否合理,为什么?

Rp:

0.1%盐酸肾上腺素　　1ml×1

用法:皮下注射

分析与评价：

项目	分析内容	标准分	得分
是否合理		3	
理由陈述		7	
总分		10	

13. 医生给一癌症晚期疼痛患者开具处方如下,请分析是否合理,为什么?

Rp:

盐酸吗啡控释片　　30mg×14

用法:0.5 片/次,2 次/日,截开口服

分析与评价：

项目	分析内容	标准分	得分
是否合理		3	
理由陈述		7	
总分		10	

14. 患者,男,30 岁,癫痫伴有消化性溃疡,医生给开下列处方,请分析是否合理,为什么?

Rp:

雷尼替丁片　　150mg×20 片×1 盒

用法:150mg/次,2 次/日,口服

苯妥英钠片　　50mg×30

用法:50mg/次,3 次/日,口服

分析与评价:

项目	分析内容	标准分	得分
是否合理		3	
理由陈述		7	
总分		10	

15. 患者,男,75 岁。严重感染性休克,医生在对其抗感染、抗休克同时,开写下列处方,请分析是否合理,为什么?

Rp:

盐酸氯丙嗪注射液　　50mg×1

盐酸异丙嗪注射液　　50mg×1

盐酸哌替啶注射液　　100mg×1

5%葡萄糖注射液　　250ml×1

用法:静脉滴注

分析与评价:

项目	分析内容	标准分	得分
是否合理		3	
理由陈述		7	
总分		10	

第3章　精神系统常见病处方分析

1. 患者，男，30岁。曾患有癫痫病，近来因精神分裂症发作而来就诊，医生开写下列处方，请分析是否合理，为什么？

Rp：

盐酸氯丙嗪片　　50mg×100

用法：100mg/次，3次/日，口服

分析与评价：

项目	分析内容	标准分	得分
是否合理		3	
理由陈述		7	
总分		10	

2. 医生给疑为精神分裂症患者开写下列处方，请分析是否合理，为什么？

Rp：

三氟拉嗪片　　5mg×20

用法：5mg/次，2次/日，口服

分析与评价：

项目	分析内容	标准分	得分
是否合理		3	
理由陈述		7	
总分		10	

3. 某精神分裂症患者，服用氯丙嗪常规治疗，100mg/次，3次/日。近来因焦虑症，医生开写如下处方，请分析是否合理，为什么？

Rp：

地西泮片　　5mg×21

用法：5mg/次，3次/日，口服

分析与评价：

项目	分析内容	标准分	得分
是否合理		3	
理由陈述		7	
总分		10	

4. 某精神分裂症患者，因服用氯丙嗪出现肌张力增强、面容呆板等症状，医生开写如下处方，请分析是否合理，为什么？

Rp：

盐酸苯海索片　　2mg×20

用法：2mg/次，3次/日，口服

分析与评价：

项目	分析内容	标准分	得分
是否合理		3	
理由陈述		7	
总分		10	

5. 患者，女，33岁，怀孕2个月，因紧张失眠严重到医院就诊，医生开写了如下处方，请分析是否合理，为什么？

Rp：

地西泮片　　5mg×14

用法：10mg/次，睡前口服

分析与评价：

项目	分析内容	标准分	得分
是否合理		3	
理由陈述		7	
总分		10	

6. 某患者做胆道手术，医生为让其麻醉，开写如下处方，请分析是否合理，为什么？

Rp：

盐酸普鲁卡因注射液　　40mg×10支

硫喷妥钠注射液 0.5g×1支

0.9%氯化钠注射液 100ml×1瓶

用法：混合后静脉滴注

分析与评价：

项目	分析内容	标准分	得分
是否合理		3	
理由陈述		7	
总分		10	

7. 患者，女，25岁，因失眠就诊，医生开写下列处方，请分析是否合理，为什么？

Rp：

地西泮片 5mg×20

用法：10mg/次，3次/日，口服

分析与评价：

项目	分析内容	标准分	得分
是否合理		3	
理由陈述		7	
总分		10	

8. 患者，男，42岁，诊断为焦虑症，医生开写下列处方，请分析是否合理，为什么？

Rp：

地西泮片 5mg×20

用法：10mg/次，3次/日，口服

苯巴比妥钠片 100mg×20

用法：100mg/次，3次/日，口服

分析与评价：

项目	分析内容	标准分	得分
是否合理		3	
理由陈述		7	
总分		10	

9. 患者，女，30岁，怀孕5个月，因担心腹中胎儿健康，常出现情绪低落、悲观失望、睡眠障碍等，经诊断为抑郁症，医生开写下列处方，请分析是否合理，为什么？

Rp：

丙米嗪片　　25mg×20

用法：25mg/次，2次/日，口服

分析与评价：

项目	分析内容	标准分	得分
是否合理		3	
理由陈述		7	
总分		10	

10. 医生给一位抑郁症患者开写下列处方，请分析是否合理，为什么？

Rp：

阿米替林片　　25mg×20

用法：25mg/次，2次/日，口服

分析与评价：

项目	分析内容	标准分	得分
是否合理		3	
理由陈述		7	
总分		10	

11. 某已婚女性，在探亲期间服用甲地孕酮避孕，因失眠，医生开写如下处方，请分析是否合理，为什么？

Rp：

苯巴比妥钠片　　100mg×7

用法：100mg/次，临睡前口服

分析与评价：

项目	分析内容	标准分	得分
是否合理		3	
理由陈述		7	
总分		10	

12. 某患者每日酗酒,由于失眠医生给他写如下处方,请分析是否合理,为什么?

Rp:

水合氯醛合剂　　100ml×1

用法:10ml/次,临睡前口服

分析与评价:

项目	分析内容	标准分	得分
是否合理		3	
理由陈述		7	
总分		10	

13. 医生给一位失眠伴有轻度高血压的患者开写下列处方,请分析是否合理,为什么?

Rp:

地西泮片　　5mg×20

用法:2 片/次,睡前服用

利血平片　　0.25mg×20

用法:2 片/次,1 次/日,口服

分析与评价:

项目	分析内容	标准分	得分
是否合理		3	
理由陈述		7	
总分		10	

14. 患者,女,40 岁,出现情绪高涨、烦躁不安、活动过度等症状,经诊断为躁狂症,医生开写如下处方,请分析是否合理,为什么?

Rp:

碳酸锂片　　0.25g×40

用法:0.25g/次,3 次/日,口服

分析与评价:

项目	分析内容	标准分	得分
是否合理		3	
理由陈述		7	
总分		10	

15. 医生给一位患焦虑性神经官能症的患者开写下列处方，请分析是否合理，为什么？

Rp：

地西泮片　5mg×20

用法：5mg/次，3 次/日，口服

阿普唑仑片　0.4mg×10

用法：0.4mg/次，睡前服

分析与评价：

项目	分析内容	标准分	得分
是否合理		3	
理由陈述		7	
总分		10	

第4章　心血管系统常见病处方分析

1. 医生给1位有支气管哮喘病史的轻度高血压患者开写下列处方，请分析是否合理，为什么？

Rp：

盐酸普萘洛尔片　　10mg×30

用法：10mg/次，3次/日，口服

分析与评价：

项目	分析内容	标准分	得分
是否合理		3	
理由陈述		7	
总分		10	

2. 一妊娠期高血压患者，血压160/100mmHg，医生给开了下列处方，请分析是否合理，为什么？

Rp：

复方利舍平氨苯蝶啶片　　30片

用法：1片/次，1次/日，口服

分析与评价：

项目	分析内容	标准分	得分
是否合理		3	
理由陈述		7	
总分		10	

3. 刘某，男，55岁，诊断为2级高血压，医生给开了下列处方，请分析是否合理，为什么？

Rp：

复方降压片　　100片

用法：2片/次，3次/日，口服

氢氯噻嗪片　　12.5mg×30

用法：12.5mg/次，1次/日，口服

分析与评价：

项目	分析内容	标准分	得分
是否合理		3	
理由陈述		7	
总分		10	

4. 患者，男，51岁。高血压5年，最高血压180/120mmHg，医生开处方如下，请分析是否合理，为什么？

Rp：

阿司匹林　100mg×30

用法：100mg/次，1次/日，口服

缬沙坦　80mg×30

用法：80mg/次，1次/日，口服

氢氯噻嗪　12.5mg×30

用法：12.5mg/次，1次/日，口服

硝苯地平缓释片　10mg×60

用法：10mg/次，2次/日，口服

分析与评价：

项目	分析内容	标准分	得分
是否合理		3	
理由陈述		7	
总分		10	

5. 患者，女，30岁，诊断为妊娠高血压，医生开写下列处方，请分析是否合理，为什么？

Rp：

卡托普利片　25mg×90

用法：25mg/次，3次/日，口服

分析与评价：

项目	分析内容	标准分	得分
是否合理		3	
理由陈述		7	
总分		10	

6. 医生给一位高血压伴冠心病的患者开写下列处方，请分析是否合理，为什么？

Rp：

消化痛　　15mg×60

用法：15mg/次，2 次/日，口服

寿比山　　2. 5mg×30

用法：2. 5mg/次，1 次/日，口服

分析与评价：

项目	分析内容	标准分	得分
是否合理		3	
理由陈述		7	
总分		10	

7. 医生给一位 2 级高血压伴糖尿病、高血脂患者开写下列处方，请分析是否合理，为什么？

Rp：

美托洛尔片　　50mg×60

用法：50mg/次，2 次/日，口服

氢氯噻嗪片　　12. 5mg×30

用法：12. 5mg/次，1 次/日，口服

分析与评价：

项目	分析内容	标准分	得分
是否合理		3	
理由陈述		7	
总分		10	

8. 患者，男，50 岁，血压 156/96mmHg，诊断为 1 级高血压，医生开写下列处方，请分析是否合理，为什么？

Rp：

吲哒帕胺缓释片　　1. 5mg×20

用法：按时服

分析与评价：

项目	分析内容	标准分	得分
是否合理		3	
理由陈述		7	
总分		10	

9. 医生给一位脑血栓患者开写下列处方，请分析是否合理，为什么？

Rp：

阿司匹林肠溶片　100mg×20

用法：100mg/次，3次/日，口服

分析与评价：

项目	分析内容	标准分	得分
是否合理		3	
理由陈述		7	
总分		10	

10. 一患者，血压165/95mmHg，诊断为2级高血压，医生开了下列处方，请分析是否合理，为什么？

Rp：

氢氯噻嗪片　12.5mg×30

用法：12.5mg/次，1次/日，口服

卡托普利片　25mg×90

用法：25mg/次，3次/日，口服

分析与评价：

项目	分析内容	标准分	得分
是否合理		3	
理由陈述		7	
总分		10	

11. 医生给一不稳定型心绞痛患者开写下列处方，请分析是否合理，为什么？

Rp：

硝酸甘油　　0.5mg×20

用法：0.5mg/次，舌下含服

美托洛尔　　25mg×40

用法：25mg/次，2次/日，口服

阿司匹林肠溶片　　100mg×20

用法：100mg/次，1次/日，口服

分析与评价：

项目	分析内容	标准分	得分
是否合理		3	
理由陈述		7	
总分		10	

12. 一位高血压伴有心绞痛的患者，医生开了下列处方，请分析是否合理，为什么？

Rp：

美托洛尔　　50mg×60

用法：50mg/次，2次/日，口服

维拉帕米　　40mg×100

用法：40mg/次，3次/日，口服

分析与评价：

项目	分析内容	标准分	得分
是否合理		3	
理由陈述		7	
总分		10	

13. 一稳定型心绞痛患者，近日来因情绪激动发作，医生开写下列处方，请分析是否合理，为什么？

Rp：

硝酸甘油　　0.5mg×30

用法：0.5mg/次，口服

分析与评价：

项目	分析内容	标准分	得分
是否合理		3	
理由陈述		7	
总分		10	

14. 某患者，充血性心力衰竭2年，近期出现水肿加重，颈静脉怒张，呼吸困难。医生开写下列处方，请分析是否合理，为什么？

Rp：

地高辛　　0.25mg×30

用法：0.25mg/次，1次/日，口服

氢氯噻嗪　　25mg×30

用法：25mg/次，1次/日，口服

分析与评价：

项目	分析内容	标准分	得分
是否合理		3	
理由陈述		7	
总分		10	

15. 某患者，女，50岁。因肺结核已服用利福平3个月，近日出现房颤，医生开处方如下，请分析是否合理，为什么？

Rp：

地高辛　　0.25mg×30

用法：0.25mg/次，1次/日，口服

分析与评价：

项目	分析内容	标准分	得分
是否合理		3	
理由陈述		7	
总分		10	

16. 医生给一位心力衰竭伴胃肠痉挛的患者开了下列处方,请分析是否合理,为什么?

Rp:

地高辛　　0.25mg×30

用法:0.25mg/次,1 次/日,口服

丙胺太林　　15mg×30

用法:15mg/次,3 次/日,口服

分析与评价:

项目	分析内容	标准分	得分
是否合理		3	
理由陈述		7	
总分		10	

17. 一既往有甲状腺功能亢进的窦性心动过速患者就诊,医生开写如下处方,请分析是否合理,为什么?

Rp:

胺碘酮　　0.2g×30

用法:0.2g/次,3 次/日,口服

分析与评价:

项目	分析内容	标准分	得分
是否合理		3	
理由陈述		7	
总分		10	

18. 患者,男,42 岁。有冠心病史,因肺咯血入院。为止血医生开写如下处方,请分析是否合理,为什么?

Rp:

垂体后叶素　　10U×6

5% 葡萄糖　　500ml×6

用法:5% 葡萄糖稀释后静脉滴注,3 次/日

分析与评价：

项目	分析内容	标准分	得分
是否合理		3	
理由陈述		7	
总分		10	

19. 医生给一心绞痛患者开写下列处方，请分析是否合理，为什么？

Rp：

单硝酸异山梨酯缓释片　60mg×30

用法：0.5 片/次，1 次/日，口服

分析与评价：

项目	分析内容	标准分	得分
是否合理		3	
理由陈述		7	
总分		10	

20. 某患者慢性支气管炎继发感染、冠心病、房颤。医生开写如下处方，请分析是否合理，为什么？

Rp：

普鲁卡因青霉素　80 万 U×14

用法：80 万 U/次，2 次/日，肌内注射

地高辛　0.25mg×10

用法：0.25mg/次，1 次/日，口服

分析与评价：

项目	分析内容	标准分	得分
是否合理		3	
理由陈述		7	
总分		10	

第5章　消化系统常见病处方分析

1. 一慢性浅表性胃炎患者，医生开写如下处方，请分析是否合理，为什么？

Rp：

雷尼替丁胶囊　　150mg×30

用法：150mg/次，2次/日，口服

硫酸庆大霉素缓释片　　40mg×60

用法：80mg/次，2次/日，口服

分析与评价：

项目	分析内容	标准分	得分
是否合理		3	
理由陈述		7	
总分		10	

2. 某糖尿病患者，因肺部感染、便秘等原因入院治疗，医生开写如下处方，请分析是否合理，为什么？

Rp：

硫糖铝　　1.0g×30

用法：1片/次，3次/日，口服

多潘立酮　　20mg×60

用法：1片/次，3次/日，口服

分析与评价：

项目	分析内容	标准分	得分
是否合理		3	
理由陈述		7	
总分		10	

3. 某患者胃部不适，隐痛，每次进食后，上腹部饱胀，胃镜检查诊断为萎缩性胃炎。患有慢性支气管炎多年。医生开写如下处方，请分析是否合理，为什么？

Rp：

胃得乐　50mg×30

用法：2片/次，3次/日，餐前口服

甲氧氯普胺　10mg×30

用法：1片/次，3次/日，餐后口服

分析与评价：

项目	分析内容	标准分	得分
是否合理		3	
理由陈述		7	
总分		10	

4. 某患者，消化性溃疡伴有缺铁性贫血，医生开写如下处方，请分析是否合理，为什么？

Rp：

西咪替丁　0.2 g×60

用法：1片/次，3次/日，口服

硫酸亚铁　0.3 g×120

用法：2片/次，3次/日，餐前口服

维生素C　0.1g×120

用法：2片/次，3次/日，口服

维生素B_6　10mg×120

用法：2片/次，3次/日，口服

分析与评价：

项目	分析内容	标准分	得分
是否合理		3	
理由陈述		7	
总分		10	

5. 医生给一位十二指肠溃疡病患者开写如下处方，请分析是否合理，为什么？

Rp：

奥美拉唑肠溶片　10mg×28

用法：半片/次，1次/日，口服

阿莫西林胶囊

用法：0.5g/次，3次/日，口服

分析与评价：

项目	分析内容	标准分	得分
是否合理		3	
理由陈述		7	
总分		10	

6. 某非特异性肠炎患者，既往有胃溃疡病史，前天因吃不卫生食物出现腹痛、腹泻等症状。医生开写如下处方，请分析是否合理，为什么？

Rp：

胃舒平　　0.2g×40

用法：3 片/次，3 次/日，口服

氧氟沙星　　0.2g×10

用法：1 片/次，1 次/日，口服

分析与评价：

项目	分析内容	标准分	得分
是否合理		3	
理由陈述		7	
总分		10	

7. 医生给一位胃溃疡伴腹胀的患者开写如下处方，请分析是否合理，为什么？

Rp：

铝碳酸镁片　　0.5g×30

用法 0.5g/次，1 次/日，口服

多潘立酮片　　10mg×30

用法：10mg/次，3 次/日，饭前口服

分析与评价：

项目	分析内容	标准分	得分
是否合理		3	
理由陈述		7	
总分		10	

8. 某幽门螺杆菌菌检结果为阳性的慢性胃炎患者,医生开写如下处方,请分析是否合理,为什么?

Rp:

枸橼酸铋钾

用法:240mg/次,3次/日,口服

阿莫西林

用法:1.0g/次,2次/日,口服

呋喃唑酮

用法:0.1g/次,2次/日,口服

分析与评价:

项目	分析内容	标准分	得分
是否合理		3	
理由陈述		7	
总分		10	

9. 医生给一位十二指肠溃疡患者开写如下处方,请分析是否合理,为什么?

Rp:

奥美拉唑　　20mg×30

用法:20mg/次,1次/日,口服

雷贝拉唑　　20mg×30

用法:20mg/次,1次/日,晨服,整片吞服

分析与评价:

项目	分析内容	标准分	得分
是否合理		3	
理由陈述		7	
总分		10	

10. 医生给一位幽门螺杆菌菌检结果为阳性的消化性溃疡患者开写如下处方,请分析是否合理,为什么?

Rp:

奥美拉唑　　20mg×20

用法:20mg/次,1次/日,口服

胶体果胶铋　　50mg×24

用法:3片/次,4次/日,饭前口服

分析与评价：

项目	分析内容	标准分	得分
是否合理		3	
理由陈述		7	
总分		10	

11. 某患者因近半年来经常出现上腹部隐痛，多在饭后半小时左右发生，没有反酸现象，诊断为胃溃疡。医生开写如下处方，请分析是否合理，为什么？

Rp：

雷尼替丁片　　0. 15g×50

用法：0. 15g/次，2 次/日，早、晚饭后服

硫糖铝片　　0. 25g×100

用法：1. 0g/次，4 次/日，饭后 2 小时服用

分析与评价：

项目	分析内容	标准分	得分
是否合理		3	
理由陈述		7	
总分		10	

12. 医生给一位消化性溃疡患者开写如下处方，请分析是否合理，为什么？

Rp：

雷尼替丁片　　0. 15g×50

用法：0. 15g/次，4 次/日，口服

分析与评价：

项目	分析内容	标准分	得分
是否合理		3	
理由陈述		7	
总分		10	

13. 患者，男，39 岁，诊断为胃炎，医生开写如下处方，请分析是否合理，为什么？

Rp：

氨氯地平片　　5mg×30

用法:5mg/次,1 次/日,口服

分析与评价:

项目	分析内容	标准分	得分
是否合理		3	
理由陈述		7	
总分		10	

14. 医生给一位反流性食管炎合并哮喘的患者开写如下处方,请分析是否合理,为什么?

Rp:

西咪替丁片　　400mg×30

用法:400mg/次,2 次/日,口服

氨茶碱片　　100mg×45

用法:100mg/次,3 次/日,口服

分析与评价:

项目	分析内容	标准分	得分
是否合理		3	
理由陈述		7	
总分		10	

15. 医生给一位胃炎患者开写如下处方,请分析是否合理,为什么?

Rp:

兰索拉唑片　　30mg×30

用法:30mg/次,1 次/日,口服

蒙脱石散　　3g×30

用法:3g/次,3 次/日,冲服

分析与评价:

项目	分析内容	标准分	得分
是否合理		3	
理由陈述		7	
总分		10	

16. 一消化性溃疡患者伴有腹痛、腹胀，医生开写如下处方，请分析是否合理，为什么？

Rp：

山莨菪碱　　10mg×30

用法：10mg/次，3 次/日，口服

多潘立酮片　　10mg×30

用法：10mg/次，3 次/日，口服

分析与评价：

项目	分析内容	标准分	得分
是否合理		3	
理由陈述		7	
总分		10	

17. 医生给一位消化不良的患者开写如下处方，请分析是否合理，为什么？

Rp：

多潘立酮片　　10mg×15

用法：10mg/次，3 次/日，饭前口服

胃蛋白酶片　　0. 2g×15

用法：0. 2g/次，3 次/日，饭前口服

分析与评价：

项目	分析内容	标准分	得分
是否合理		3	
理由陈述		7	
总分		10	

18. 医生给一位急性胃肠炎患者开写下列处方，请分析是否合理，为什么？

Rp：

诺氟沙星　　0. 1g×30

用法：0. 3g/次，2 次/日，口服

乳酶生　　0. 15g×30

用法：0. 3g/次，3 次/日，口服

分析与评价:

项目	分析内容	标准分	得分
是否合理		3	
理由陈述		7	
总分		10	

19. 医生给一位脑血栓伴有消化性溃疡的患者,开写下列处方,请分析是否合理,为什么?

Rp:

华法林片 5mg×20

用法:1片/次,1次/日,口服

西咪替丁片 200mg×60

用法:2片/次,3次/日,饭后服

分析与评价:

项目	分析内容	标准分	得分
是否合理		3	
理由陈述		7	
总分		10	

20. 刘某,女,50岁,有胃溃疡病史,出现胃肠绞痛,开写下列处方,请分析是否合理,为什么?

Rp:

西咪替丁片 200mg×60

用法:2片/次,3次/日,饭后口服

山莨菪碱片 10mg×30

用法:1片/次,3次/日,口服

分析与评价:

项目	分析内容	标准分	得分
是否合理		3	
理由陈述		7	
总分		10	

第6章　呼吸系统常见病处方分析

1. 医生给一上呼吸道感染患者开写下列处方，请分析是否合理，为什么？

Rp：

对乙酰氨基酚　　0.3g×10

用法：0.3g/次，3次/日，饭后口服

利巴韦林分散片　　50mg×10

用法：3片/次，3次/日，口服

分析与评价：

项目	分析内容	标准分	得分
是否合理		3	
理由陈述		7	
总分		10	

2. 某患者，男，68岁。因支气管哮喘住院。医生开写下列处方，请分析是否合理，为什么？

Rp：

氨茶碱注射液　　0.5g×3

维生素C注射液　　0.25g×3

10%葡萄糖注射液　　100ml×3

用法：混合后静脉滴注，每天1次，共3天

分析与评价：

项目	分析内容	标准分	得分
是否合理		3	
理由陈述		7	
总分		10	

3. 某慢性支气管炎患者，因尿路感染就诊，医生开写下列处方，请分析是否合理，为什么？

Rp：

氨茶碱片　　0.1g×30

用法：1片/次，3次/日，口服

依诺沙星片　0.1g×60

用法：2 片/次，3 次/日，口服

分析与评价：

项目	分析内容	标准分	得分
是否合理		3	
理由陈述		7	
总分		10	

4. 某患者，女，50 岁，因气促、喘息、肺部有哮鸣音就诊，诊断为支气管哮喘急性发作，医生开写下列处方，请分析是否合理，为什么？

Rp：

沙丁胺醇气雾剂　28mg×1

用法：喷雾吸入，2 喷（约 400μg）/次，3 次/日

特布他林片　2.5mg×20

用法：2.5mg/次，3 次/日，口服

分析与评价：

项目	分析内容	标准分	得分
是否合理		3	
理由陈述		7	
总分		10	

5. 医生给一位轻度支气管哮喘患者开写下列处方，请分析是否合理，为什么？

Rp：

氨茶碱控释片　0.4g×10

分析与评价：

项目	分析内容	标准分	得分
是否合理		3	
理由陈述		7	
总分		10	

6. 某患者,女,60 岁,慢性支气管炎 5 年,因着凉病情加重 4 天,咳嗽、胸闷、痰多、喘息,不能入睡。因气促、喘息、肺部有哮鸣音就诊,诊断为慢性支气管炎急性发作,医生开写下列处方,请分析是否合理,为什么?

Rp:

阿莫西林克拉维酸钾片　　10 片

用法:1 片/次,2 次/日,口服

氨茶碱　　0.1g×10

用法:1 片/次,3 次/日,口服

溴己新　　8mg×20

用法:2 片/次,3 次/日,口服

分析与评价:

项目	分析内容	标准分	得分
是否合理		3	
理由陈述		7	
总分		10	

7. 患儿,男,3 岁,因感冒出现咳嗽、咳痰等症状,医生开写下列处方,请分析是否合理,为什么?

Rp:

小儿化痰止咳糖浆　　100ml×1

用法:5ml/次,3 次/日,口服

麻黄碱片　　15mg×10

用法:15mg/次,3 次/日,口服

分析与评价:

项目	分析内容	标准分	得分
是否合理		3	
理由陈述		7	
总分		10	

8. 患儿,女,8 岁,出现咳嗽等症状,诊断为感冒,医生开写下列处方,请分析是否合理,为什么?

Rp:

复方磷酸可待因口服液　　120ml×1

用法:5ml/次,3 次/日,口服

分析与评价:

项目	分析内容	标准分	得分
是否合理		3	
理由陈述		7	
总分		10	

9. 医生给一有癫痫病史的重度支气管哮喘患者开写下列处方,请分析是否合理,为什么?

Rp:

丙酸倍氯米松气雾剂　　50μg/揿,200 揿

用法: 2 揿/次,3 次/日,喷雾吸入

分析与评价:

项目	分析内容	标准分	得分
是否合理		3	
理由陈述		7	
总分		10	

10. 一过敏体质的患者,有哮喘史,近日住进刚装修的新家中,突发气急、胸闷、呼吸困难等哮喘症状,医生开写下列处方,请分析是否合理,为什么?

Rp:

色甘酸钠气雾剂　　5mg×112 揿/瓶

用法:5mg/次,3 次/日,气雾吸入

分析与评价:

项目	分析内容	标准分	得分
是否合理		3	
理由陈述		7	
总分		10	

11. 患者,女,40 岁,因支气管哮喘,正在服用氨茶碱,由于心动过速,医生开写下列处方,请分析是否合理,为什么?

Rp:

氨茶碱片　　0. 1g×20

用法:0. 1g/次,3 次/日,口服

普萘洛尔片　　10mg×20

用法:10mg/次,3 次/日,口服

分析与评价:

项目	分析内容	标准分	得分
是否合理		3	
理由陈述		7	
总分		10	

12. 李某,怀孕 4 个月,因支气管炎,医生开写下列处方,请分析是否合理,为什么?

Rp:

左氧氟沙星片　　0. 1g×20

用法:2 片/次,2 次/日,口服

分析与评价:

项目	分析内容	标准分	得分
是否合理		3	
理由陈述		7	
总分		10	

13. 患儿,女,6 岁,因受凉感冒,出现头痛、鼻塞等症状。医生开写如下处方,请分析是否合理,为什么?

Rp:

复方锌布颗粒剂　　12 包/盒×1

用法:1 包/次,3 次/日,口服

小儿氨酚烷胺颗粒　　12 包/盒×1

用法:1 包/次,2 次/日,口服

分析与评价：

项目	分析内容	标准分	得分
是否合理		3	
理由陈述		7	
总分		10	

14. 患者，男，50岁，有高血压病史，现因上呼吸道感染，出现鼻塞、流涕、打喷嚏等症状，医生开写如下处方，请分析是否合理，为什么？

Rp：

泰诺感冒片　　0.4g×10

用法：1片/次，1次/日，口服

分析与评价：

项目	分析内容	标准分	得分
是否合理		3	
理由陈述		7	
总分		10	

15. 患者，女，60岁，肝功能不全，因感冒出现头痛、发热及全身酸痛等症状，医生开写如下处方，请分析是否合理，为什么？

Rp：

速效伤风胶囊　　10粒

用法：1粒/次，3次/日，口服

分析与评价：

项目	分析内容	标准分	得分
是否合理		3	
理由陈述		7	
总分		10	

16. 患者，女，27岁，妊娠2个月，现因感冒出现发热、头痛等症状，医生开写如下处方，请分析是否合理，为什么？

Rp：

泰克胶囊　　0.4g×10

用法：1粒/次，2次/日，口服

分析与评价：

项目	分析内容	标准分	得分
是否合理		3	
理由陈述		7	
总分		10	

17. 医生给一位上呼吸道感染患者开写如下处方，请分析是否合理，为什么？

Rp：

克林霉素胶囊　　0.15g×15

用法：0.15g/次，3次/日，口服

分析与评价：

项目	分析内容	标准分	得分
是否合理		3	
理由陈述		7	
总分		10	

18.患儿，男，2岁，因感冒咳嗽，医生开写如下处方，请分析是否合理，为什么？

Rp：

愈美颗粒　　6包×1

用法：0.5包/次，3次/日，口服

复方甲麻口服液　　60ml×1

用法：1.5ml/次，3次/日，口服

分析与评价：

项目	分析内容	标准分	得分
是否合理		3	
理由陈述		7	
总分		10	

第7章 泌尿系统常见病处方分析

1. 医生给一位肝硬化腹水、水肿严重的患者开写下列处方，请分析是否合理，为什么？

Rp：

呋塞米　　20mg×30

用法：20mg/次，3次/日，口服

螺内酯　　20mg×30

用法：20mg/次，3次/日，口服

分析与评价：

项目	分析内容	标准分	得分
是否合理		3	
理由陈述		7	
总分		10	

2. 患者，男，65岁，诊断为心性水肿，医生开写下列处方，请分析是否合理，为什么？

Rp：

呋塞米注射液　　20mg×10

用法：20mg/次，3次/日，口服

5%葡萄糖注射液　　100ml×10

用法：稀释后静脉滴注，1次/日

分析与评价：

项目	分析内容	标准分	得分
是否合理		3	
理由陈述		7	
总分		10	

3. 医生给一位急性泌尿道感染患者开写下列处方，请分析是否合理，为什么？

Rp：

硫酸庆大霉素注射液　　8万U×6

用法：8万U/次，2次/日，肌内注射

5% 碳酸氢钠注射剂　　100ml×3

用法：静脉滴注，1 次/日

分析与评价：

项目	分析内容	标准分	得分
是否合理		3	
理由陈述		7	
总分		10	

4. 医生给一位尿路感染患者开写下列处方，请分析是否合理，为什么？

Rp：

乌洛托品片　　0. 3g×50

用法：0. 6g/次，3 次/日，口服

碳酸氢钠片　　0. 5g×42

用法：1g/次，3 次/日，口服

分析与评价：

项目	分析内容	标准分	得分
是否合理		3	
理由陈述		7	
总分		10	

5. 某高血压患者出现昏迷、脑水肿，医生开写下列处方，请分析是否合理，为什么？

Rp：

20% 甘露醇注射液　　200ml

10% 氯化钾注射液　　10mg

用法：混合后静脉滴注

分析与评价：

项目	分析内容	标准分	得分
是否合理		3	
理由陈述		7	
总分		10	

6. 医生给一位急性肾衰合并泌尿道感染的患者开写如下处方,请分析是否合理,为什么?

Rp:

硫酸庆大霉素注射液　　8 万 U×6

用法:8 万 U/次,2 次/日,肌内注射

呋塞米　　20mg×30

用法:20mg/次,3 次/日,口服

分析与评价:

项目	分析内容	标准分	得分
是否合理		3	
理由陈述		7	
总分		10	

7. 医生给一位充血性心力衰竭患者开写如下处方,请分析是否合理,为什么?

Rp:

地高辛　　0. 25mg×30

用法:0. 25mg/次,3 次/日,口服

醋酸泼尼松　　5mg×60

用法:10mg/次,3 次/日,口服

氢氯噻嗪　　25mg×30

用法:25mg/次,3 次/日,口服

分析与评价:

项目	分析内容	标准分	得分
是否合理		3	
理由陈述		7	
总分		10	

8. 医生给某肾性水肿的住院患者开写如下处方,请分析是否合理,为什么?

Rp:

呋塞米　　20mg×20

用法:20mg/次,2 次/日,口服

醋酸泼尼松　　10mg×30

用法:10mg/次,3 次/日,口服

氢氯噻嗪　　25mg×20

用法:25mg/次,2 次/日,口服

分析与评价：

项目	分析内容	标准分	得分
是否合理		3	
理由陈述		7	
总分		10	

9. 医生给一位急性肾小球肾炎患者开写如下处方，请分析是否合理，为什么？

Rp：

罗红霉素　150mg×20

用法：150mg/次，2次/日，口服

分析与评价：

项目	分析内容	标准分	得分
是否合理		3	
理由陈述		7	
总分		10	

10. 一肾性水肿伴高血压患者，医生开写如下处方，请分析是否合理，为什么？

Rp：

依那普利　5mg×20

用法：5mg/次，1次/日，口服

螺内酯　20mg×60

用法：20mg/次，3次/日，口服

分析与评价：

项目	分析内容	标准分	得分
是否合理		3	
理由陈述		7	
总分		10	

11. 一心性水肿伴高血压患者，医生开写如下处方，请分析是否合理，为什么？

Rp：

卡托普利片　25mg×30

用法：25mg/次，3次/日，口服

螺内酯　　20mg×30

用法:20mg/次,3 次/日,口服

分析与评价:

项目	分析内容	标准分	得分
是否合理		3	
理由陈述		7	
总分		10	

12. 医生给一位急性尿路感染患者开写如下处方,请分析是否合理,为什么?

Rp:

磺胺甲基异噁唑片　　0. 5g×12

用法:4 片/次,1 次/日,口服

碳酸氢钠片　　0. 5g×12

用法:4 片/次,1 次/日,口服

分析与评价:

项目	分析内容	标准分	得分
是否合理		3	
理由陈述		7	
总分		10	

13.医生给一位慢性肾小球肾炎水肿患者开写如下处方,请分析是否合理,为什么?

Rp:

氨苯蝶啶片　　50mg×30

用法:50mg/次,3 次/日,口服

氯化钾片　　0. 25g×120

用法:4 片/次,3 次/日,口服

分析与评价:

项目	分析内容	标准分	得分
是否合理		3	
理由陈述		7	
总分		10	

14. 医生给一位肾病综合征水肿患者开写如下处方,请分析是否合理,为什么?

Rp:

氢氯噻嗪片　　25mg×30

用法:25mg/次,3 次/日,口服

螺内酯片　　20mg×30

用法:20mg/次,3 次/日,口服

分析与评价:

项目	分析内容	标准分	得分
是否合理		3	
理由陈述		7	
总分		10	

第 8 章　血液与造血系统常见病处方分析

1. 医生给一位伴尿路感染的缺铁性贫血患者开写如下处方,请分析是否合理,为什么?

Rp:

四环素　　0.25g×24

用法:0.25g/次,4 次/日,口服

硫酸亚铁　　0.3g×18

用法:0.3g/次,3 次/日,饭后口服

维生素 C　　0.1g×18

用法:0.1g/次,3 次/日,口服

分析与评价:

项目	分析内容	标准分	得分
是否合理		3	
理由陈述		7	
总分		10	

2. 患者,女,36 岁,正在服用复方甲地孕酮片,现诊断为急性肺栓塞,医生开写如下处方,请分析是否合理,为什么?

Rp:

肝素　　10 000U×3

5% 葡萄糖　　1000ml×3

用法:静脉滴注,1 次/日

复方甲地孕酮片　　30 片

用法:1 片/次,1 次/日,口服

分析与评价:

项目	分析内容	标准分	得分
是否合理		3	
理由陈述		7	
总分		10	

3. 一位在服用华法林的脑血栓患者，因风湿病发作，医生开写如下处方，请分析是否合理，为什么？

Rp：

华法林钠片　　5mg×15

用法：5mg/次，3 次/日，口服

保泰松　　0.1g×15

用法：0.1g/次，3 次/日，口服

分析与评价：

项目	分析内容	标准分	得分
是否合理		3	
理由陈述		7	
总分		10	

4. 患者，男，50 岁，有冠心病史，因多饮多尿就诊，诊断为 2 型糖尿病，医生开写如下处方，请分析是否合理，为什么？

Rp：

华法林钠片　　5mg×15

用法：5mg/次，3 次/日，口服

苯乙双胍　　2.5mg×15

用法：2.5mg/次，3 次/日，口服

分析与评价：

项目	分析内容	标准分	得分
是否合理		3	
理由陈述		7	
总分		10	

5. 医生给一位“恶性贫血”的患者开写如下处方，请分析是否合理，为什么？

Rp：

维生素 B_{12}　　25mg×30

用法：25mg/次，3 次/日，口服

叶酸　　10mg×30

用法：10mg/次，3 次/日，口服

分析与评价：

项目	分析内容	标准分	得分
是否合理		3	
理由陈述		7	
总分		10	

6. 医生给一位阻塞性黄疸导致出血的患者开写如下处方，请分析是否合理，为什么？

Rp：

维生素 K_1　　10mg×2

维生素 C　　100mg×2

5%葡萄糖注射液　　500ml×2

用法：混合后静脉滴注，1 次/日

分析与评价：

项目	分析内容	标准分	得分
是否合理		3	
理由陈述		7	
总分		10	

7. 患者，男，42 岁。有冠心病史，因肺咯血入院。医生开写如下处方，请分析是否合理，为什么？

Rp：

垂体后叶素　　10U×6

5%葡萄糖注射液　　500ml×6

用法：稀释后静脉滴注，3 次/日

分析与评价：

项目	分析内容	标准分	得分
是否合理		3	
理由陈述		7	
总分		10	

8. 医生给一位胃溃疡伴有脑血栓的患者开写如下处方,请分析是否合理,为什么?

Rp:

华法林钠片　　5mg×40

用法:1 片/次,1 次/日,口服

西咪替丁片　　200mg×30

用法:2 片/次,3 次/日,饭后服

分析与评价:

项目	分析内容	标准分	得分
是否合理		3	
理由陈述		7	
总分		10	

9. 赵某,女,56 岁,手术后出血不止,医生开写如下处方,请分析是否合理,为什么?

Rp:

氨甲苯酸　　0. 1g×6

用法:0. 1g/次,2 次/日,静脉滴注

氨甲环酸　　0. 25g×6

用法:0. 25g/次,2 次/日,静脉滴注

分析与评价:

项目	分析内容	标准分	得分
是否合理		3	
理由陈述		7	
总分		10	

10. 某患者因长期服用甲氨蝶呤引起巨幼红细胞性贫血,医生开写如下处方,请分析是否合理,为什么?

Rp:

叶酸　　10mg×30

用法:10mg/次,3 次/日 ,口服

分析与评价：

项目	分析内容	标准分	得分
是否合理		3	
理由陈述		7	
总分		10	

11. 医生给一胃溃疡伴缺铁性贫血的患者开写下列处方，请分析是否合理，为什么？

Rp：

硫酸亚铁　0.3×100

用法：1片/次，3次/日，饭后口服

复方氢氧化铝片　0.24×100

用法：2片/次，3次/日，口服

分析与评价：

项目	分析内容	标准分	得分
是否合理		3	
理由陈述		7	
总分		10	

12. 患者，男，70岁，诊断为上消化道出血，医生开写如下处方，请分析是否合理，为什么？

Rp：

氨甲环酸注射液　0.25g×4

5%葡萄糖注射液　250ml×2

用法：0.5g/次，2次/日，静脉滴注

分析与评价：

项目	分析内容	标准分	得分
是否合理		3	
理由陈述		7	
总分		10	

13. 医生给一位咽炎伴缺铁性贫血的患者开写如下处方，请分析是否合理，为什么？

Rp：

乳酸亚铁片　　0.1g×42

用法：2片/次，3次/日，口服

牛黄解毒片　　0.25g×42

用法：3片/次，2次/日，口服

分析与评价：

项目	分析内容	标准分	得分
是否合理		3	
理由陈述		7	
总分		10	

14. 患者，女，40岁，诊断为缺铁性贫血，医生开写如下处方，请分析是否合理，为什么？

Rp：

富马来酸亚铁　　0.2g×21

用法：0.2g/次，3次/日，口服

稀盐酸　　2ml×7

用法：2ml/次，1次/日，口服

分析与评价：

项目	分析内容	标准分	得分
是否合理		3	
理由陈述		7	
总分		10	

15. 患儿，女，3岁，诊断为营养性巨幼红细胞性贫血，医生开写如下处方，请分析是否合理，为什么？

Rp：

叶酸片　　5mg×20

用法：5mg/次，2次/日，口服

维生素 B_{12} 注射剂　　100μg×2

用法：100μg /次，2次/日，肌内注射

分析与评价：

项目	分析内容	标准分	得分
是否合理		3	
理由陈述		7	
总分		10	

第9章 内分泌系统常见病处方分析

1. 医生给一位甲亢患者开写如下处方,请分析是否合理,为什么?

Rp:

甲硫氧嘧啶片 50mg×100

用法:100mg/次,3次/日,口服

分析与评价:

项目	分析内容	标准分	得分
是否合理		3	
理由陈述		7	
总分		10	

2. 患者,女,56岁,诊断为甲状腺功能减退症,医生开写如下处方,请分析是否合理,为什么?

Rp:

甲状腺片 40mg×20

用法:40mg/次,1次/日,口服

分析与评价:

项目	分析内容	标准分	得分
是否合理		3	
理由陈述		7	
总分		10	

3. 医生给一位急性肺结核患者开写如下处方,请分析是否合理,为什么?

Rp:

醋酸泼尼松 5mg×60

用法:10mg/次,3次/日,口服

利福平 0.3mg×20

用法:0.6mg/次,空腹顿服

分析与评价：

项目	分析内容	标准分	得分
是否合理		3	
理由陈述		7	
总分		10	

4. 患者，男，45岁，出现烦渴、多饮、多尿等症状，诊断为尿崩症，医生开写如下处方，请分析是否合理，为什么？

Rp：

氢氯噻嗪片　　25mg×20

用法：25mg/次，2次/日，口服

分析与评价：

项目	分析内容	标准分	得分
是否合理		3	
理由陈述		7	
总分		10	

5. 医生给一位肥胖的2型糖尿病患者开写如下处方，请分析是否合理，为什么？

Rp：

二甲双胍片　　250mg×60

用法：250mg/次，3次/日，口服

分析与评价：

项目	分析内容	标准分	得分
是否合理		3	
理由陈述		7	
总分		10	

6. 医生给一位伴有糖尿病的风湿性关节炎患者开写如下处方，请分析是否合理，为什么？

Rp：

格列本脲　　2. 5mg×30

用法：5mg/次，3次/日，口服

阿司匹林　　0.5g×50

用法:1.5g/次,3次/日,饭后服

分析与评价:

项目	分析内容	标准分	得分
是否合理		3	
理由陈述		7	
总分		10	

7. 医生给甲亢患者开写下列处方,请分析是否合理,为什么?

Rp:

甲巯咪唑　　5mg×30

用法:10mg/次,3次/日,口服

盐酸普萘洛尔　　10mg×30

用法:10mg/次,3次/日,口服

分析与评价:

项目	分析内容	标准分	得分
是否合理		3	
理由陈述		7	
总分		10	

8. 一临产妇女,因子宫收缩乏力医生开写如下处方,请分析是否合理,为什么?

Rp:

麦角新碱注射剂　　0.2mg/ml

用法:肌内注射

分析与评价:

项目	分析内容	标准分	得分
是否合理		3	
理由陈述		7	
总分		10	

9. 医生给一位长期服用氢化可的松仍不能控制的风湿性关节炎患者开写如下处方，请分析是否合理，为什么？

Rp：

阿司匹林片　　0.5g×36

用法：0.5g/次，3次/日，口服

分析与评价：

项目	分析内容	标准分	得分
是否合理		3	
理由陈述		7	
总分		10	

10. 一位一直服用胰岛素的1型糖尿病患者，因血压升高到医院就诊，确诊为轻度高血压，在用胰岛素的同时医生为其开写如下处方，请分析是否合理，为什么？

Rp：

普萘洛尔　　10mg×30

用法：10mg/次，3次/日，口服

分析与评价：

项目	分析内容	标准分	得分
是否合理		3	
理由陈述		7	
总分		10	

11. 一位风湿性关节炎患者因受凉感冒，医生给他开写如下处方，请分析是否合理，为什么？

Rp：

醋酸泼尼松　　5mg×60

用法：10mg/次，3次/日，口服

阿司匹林片　　0.5g×30

用法：0.5g/次，3次/日，口服

分析与评价：

项目	分析内容	标准分	得分
是否合理		3	
理由陈述		7	
总分		10	

12. 某甲亢患者因并发细菌性肺炎，出现高热、大汗虚脱，并有电解质紊乱。诊断为甲亢危象，医生开写如下处方予以抢救，请分析是否合理，为什么？

Rp：

丙硫氧嘧啶　　200mg 1 次/6h 口服

普萘洛尔　　40mg 1 次/6h 口服

碘化钠　　1. 0g

葡萄糖注射液　　500ml

用法：静脉滴注

氢化可的松　　300mg

生理盐水　　500ml

用法：静脉滴注

分析与评价：

项目	分析内容	标准分	得分
是否合理		3	
理由陈述		7	
总分		10	

13. 某 2 型糖尿病患者，因头晕、心悸，前往医院诊治，医生诊断为糖尿病伴高血压和窦性心动过速。医生为其开写下列处方，请分析是否合理，为什么？

Rp：

格列本脲　　2. 5mg×30

用法：5mg/次，2 次/日，口服

普萘洛尔　　10mg×30

用法：10mg/次，3 次/日，口服

分析与评价：

项目	分析内容	标准分	得分
是否合理		3	
理由陈述		7	
总分		10	

14. 某2型糖尿病患者，伴有轻度高血压。医生为其开写下列处方，请分析是否合理，为什么？

Rp：

格列本脲片　　2.5mg×30

用法：5mg/次，2次/日，口服

氢氯噻嗪片　　25mg×30

用法：25mg/次，2次/日，口服

分析与评价：

项目	分析内容	标准分	得分
是否合理		3	
理由陈述		7	
总分		10	

15. 医生给一位2型糖尿病患者开写下列处方，请分析是否合理，为什么？

Rp：

消渴丸　　0.25g×300

用法：0.25g/次，3次/日，饭前服

格列本脲片　　2.5mg×100

用法：2.5mg /次，3次/日，饭前服

分析与评价：

项目	分析内容	标准分	得分
是否合理		3	
理由陈述		7	
总分		10	

16. 医生给一位 1 型糖尿病患者开写下列处方，请分析是否合理，为什么？

Rp：

低精蛋白锌胰岛素注射剂　　400U/10ml×1

用法：0.5ml/次，1 次/日，早餐前 30min 皮下注射

分析与评价：

项目	分析内容	标准分	得分
是否合理		3	
理由陈述		7	
总分		10	

第 10 章　常见感染性疾病处方分析

1. 医生给一位脓疱疮患者开写如下处方，请分析是否合理，为什么？

Rp：

红霉素软膏　　10g×1 支

分析与评价：

项目	分析内容	标准分	得分
是否合理		3	
理由陈述		7	
总分		10	

2. 患者，女，50 岁，诊断为尿路感染，医生开写下列处方，请分析是否合理，为什么？

Rp：

头孢拉定注射剂　　1g×3

0.9%氯化钠注射液　　250ml×3

用法：1g/次，1 次/日，静脉滴注

分析与评价：

项目	分析内容	标准分	得分
是否合理		3	
理由陈述		7	
总分		10	

3. 医生给一位胆道感染患者开写如下处方，请分析是否合理，为什么？

Rp：

先锋霉素Ⅳ

用法：0.25g/次，3 次/日，口服

分析与评价：

项目	分析内容	标准分	得分
是否合理		3	
理由陈述		7	
总分		10	

4. 患者，39 岁，诊断为尿路感染、急性肠炎，医生开写下列处方，请分析是否合理，为什么？

Rp：

头孢羟氨苄胶囊　　0.25g×30 粒

用法：4 粒/次，2 次/日，口服

蒙脱石散　　3g×15

用法：3g/次，3 次/日，口服

分析与评价：

项目	分析内容	标准分	得分
是否合理		3	
理由陈述		7	
总分		10	

5. 患者，33 岁，发热 2 天，体温 39℃，扁桃体肿大，诊断为扁桃体炎，医生开写下列处方，请分析是否合理，为什么？

Rp：

青霉素注射剂　　80 万 U×6

用法：皮试后 80 万 U/次，2 次/日，肌内注射

阿司匹林　　0.5g×20

用法：1.0g/次，3 次/日，口服

分析与评价：

项目	分析内容	标准分	得分
是否合理		3	
理由陈述		7	
总分		10	

6. 医生给一位扁桃体炎伴消化不良的患者开写下列处方，请分析是否合理，为什么？

Rp：

头孢羟氨苄胶囊　0.25g×24

用法：4粒/次，2次/日，口服

金双歧片　0.5g×24

用法：4片/次，2次/日，口服

分析与评价：

项目	分析内容	标准分	得分
是否合理		3	
理由陈述		7	
总分		10	

7. 患者，女，29岁，诊断为皮肤软组织感染，医生开写如下处方，请分析是否合理，为什么？

Rp：

克拉霉素片　0.25g×20

用法：0.25g/次，2次/日，口服

阿奇霉素胶囊　0.5g×10

用法：0.5g/次，1次/日，口服

分析与评价：

项目	分析内容	标准分	得分
是否合理		3	
理由陈述		7	
总分		10	

8. 患者，男，26岁。患心内膜炎，病情尚不严重，因有青霉素过敏史，医生开写如下处方，请分析是否合理，为什么？

Rp：

阿奇霉素片　0.5g×10

用法：0.5g/次，1次/日，口服

林可霉素注射液　0.6g×6

用法：0.6g/次，2次/日，肌内注射

分析与评价：

项目	分析内容	标准分	得分
是否合理		3	
理由陈述		7	
总分		10	

9. 某肺炎患者，合并较严重水肿，医生为其开写如下处方，请分析是否合理，为什么？

Rp：

头孢唑啉钠　　2g×6

5%葡萄糖注射液　　100ml×3

用法：4g/次，1 次/日，静脉滴注

呋塞米注射液　　20mg×6

0.9%氯化钠注射液　　100ml×3

用法：40mg/次，1 次/日，静脉滴注

氯化钾片　　0.5g×6

用法：0.5g/次，1 次/日，口服

分析与评价：

项目	分析内容	标准分	得分
是否合理		3	
理由陈述		7	
总分		10	

10. 某患儿，男，10 岁，诊断为肺炎，医生开写如下处方，请分析是否合理，为什么？

Rp：

5%葡萄糖注射液　　500ml×6

青霉素 G 钠　　80 万 U×6 支

用法：溶解静脉滴注（皮试后）　　80 万 U/次，2 次/日

分析与评价：

项目	分析内容	标准分	得分
是否合理		3	
理由陈述		7	
总分		10	

11. 医生给一位中耳炎患者开写如下处方,请分析是否合理,为什么?

Rp:

青霉素 V 钾片　　250mg×30

用法:2 片/次,3 次/日,口服

罗红霉素　　150mg×12

用法:1 片/次,2 次/日, 口服

分析与评价:

项目	分析内容	标准分	得分
是否合理		3	
理由陈述		7	
总分		10	

12. 某患者因肺部开胸手术,为使肌肉松弛有利于手术进行和预防感染,医生开写了如下处方,请分析是否合理,为什么?

Rp:

氯琥珀胆碱注射液　　200mg×1

0.9%氯化钠注射液　　100ml×1

用法:静脉滴注

庆大霉素　　80mg×1

用法:肌内注射

分析与评价:

项目	分析内容	标准分	得分
是否合理		3	
理由陈述		7	
总分		10	

13. 医生给一位伴有缺铁性贫血的结核病患者开写如下处方,请分析是否合理,为什么?

Rp:

异烟肼片　　0.1g×100

用法:1 片/次,3 次/日

对氨基水杨酸钠片　　0.5g×500

用法:4 片/次,3 次/日

硫酸亚铁片　　0.3g×40

用法:2 片/次,3 次/日

维生素 C 片　　0. 1g×100

用法:1 片/次,1 次/日

分析与评价:

项目	分析内容	标准分	得分
是否合理		3	
理由陈述		7	
总分		10	

14. 何某,女,39 岁,患呼吸道感染较严重,药敏试验对青霉素与庆大霉素敏感。医生开写如下处方,请分析是否合理,为什么?

Rp:

青霉素钠注射液　　80 万 U×6

用法:2 次/日,肌内注射

硫酸庆大霉素注射液　　24 万 U×3

10% 葡萄糖注射液　　1000ml

用法:1 次/日,静脉滴注

分析与评价:

项目	分析内容	标准分	得分
是否合理		3	
理由陈述		7	
总分		10	

15. 某患儿,10 岁,因肠道感染,医生开写下列处方,请分析是否合理,为什么?

Rp:

诺氟沙星片　　0. 1g×10

用法:0. 1g/次,2 次/日,口服

分析与评价:

项目	分析内容	标准分	得分
是否合理		3	
理由陈述		7	
总分		10	

16. 某患者因右耳听力下降、堵塞到医院耳鼻喉科就诊，医生诊断为卡他性中耳炎，医生予鼓膜穿刺抽液后，开写下列处方，请分析是否合理，为什么？

Rp：

硫酸庆大霉素注射液　　2 万 U×2

用法：滴耳

分析与评价：

项目	分析内容	标准分	得分
是否合理		3	
理由陈述		7	
总分		10	

17. 患者，女，60 岁，有骨质疏松症，现又诊断为肠道感染，医生开写下列处方，请分析是否合理，为什么？

Rp：

诺氟沙星胶囊　　0.1g×21

用法：0.1g/次，3 次/日，口服

钙尔奇 D　　600mg×30

用法：1 片/次，1 次/日，咀嚼服用

分析与评价：

项目	分析内容	标准分	得分
是否合理		3	
理由陈述		7	
总分		10	

18. 张某，男，66 岁，经诊断为前列腺炎，医生开写下列处方，请分析是否合理，为什么？

Rp：

呋喃妥因片　　0.05g×21

用法：0.05g/次，3 次/日，口服

碳酸氢钠片　　0.5g×21

用法：0.5g/次，3 次/日，口服

分析与评价：

项目	分析内容	标准分	得分
是否合理		3	
理由陈述		7	
总分		10	

19. 患者，男，40 岁，诊断为肺结核，医生开写下列处方，请分析是否合理，为什么？

Rp：

异烟肼片　0.1g×100 片

用法：0.3g/次，1 次/日，口服

利福平片　0.15g×100 片

用法：0.6g/次，1 次/日，空腹时服用

乙胺丁醇片　0.2g×100 片

用法：0.8g/次，1 次/日，口服

分析与评价：

项目	分析内容	标准分	得分
是否合理		3	
理由陈述		7	
总分		10	

20. 张某，孕妇，26 岁，诊断为牙髓炎，医生开写下列处方，请分析是否合理，为什么？

Rp：

人工牛黄甲硝唑胶囊　24 粒

用法：2 粒/次，3 次/日，口服

分析与评价：

项目	分析内容	标准分	得分
是否合理		3	
理由陈述		7	
总分		10	

21. 唐某，45 岁，因泌尿道感染，医生开写下列处方，请分析是否合理，为什么？

Rp：

左氧氟沙星片　　0.1g×21 片

用法：0.1g/次，3 次/日，口服

碳酸氢钠片　　0.5g×21 片

用法：0.5g/次，3 次/日，口服

分析与评价：

项目	分析内容	标准分	得分
是否合理		3	
理由陈述		7	
总分		10	

第2部分　常见病例用药分析

第11章　传出神经系统药物

案例1

患者,男,19岁。自服敌敌畏约150ml,2h后被发现急送医院。入院查体:患者全身大汗,流涎,间断呕吐,尿失禁,双侧瞳孔2mm,两肺可闻及湿啰音,血压90mmHg/60mmHg,心率100次/分,面部、肢体肌肉颤动,意识不清,呼吸浅慢,胆碱酯酶10U。诊断为急性有机磷中毒。给予碳酸氢钠洗胃,静脉推注阿托品、氯解磷定等药物治疗。

问题	分析(示例)	标准分	得分
有机磷中毒机制是什么?	有机磷进入血液后与胆碱酯酶结合,形成磷酰化胆碱酯酶而失去活性,导致乙酰胆碱不能水解,在体内蓄积过多,持久强烈的激动胆碱受体,导致机体功能失调而引起一系列中毒症状,表现为M样、N样症状和中枢症状。	3	
阿托品和氯解磷定解毒的依据是什么?	阿托品是有机磷中毒的首选药物之一,通过竞争性阻断M受体而迅速缓解M样症状,也能进入脑内而缓解部分中枢抑制症状,还可兴奋呼吸中枢而对抗有机磷中毒引起的呼吸抑制。 氯解磷定能直接与体内游离的有机磷酸酯结合,形成无毒的磷酰化氯解磷定由尿中排出,还能与磷酰化胆碱酯酶中的磷酰基结合,形成氯解磷定-磷酰化胆碱酯酶复合物,再进一步裂解形成磷酰化氯解磷定,使胆碱酯酶游离出来,恢复其水解胆碱酯酶的活性。	3	
为何出现上述症状?		4	
总分		10	

案例2

患者,女,12岁。因畏寒,发热,咽痛两天由其母陪同就医。诊断:急性扁桃体炎。拟给予青霉素等治疗,青霉素皮试为阴性。注射青霉素后,患者刚走出医院约10min,顿觉心悸,胸闷、呼吸困难,面色苍白,冷汗如注,并感到皮肤发痒,母立即抱女返回医院。测血压50/30mmHg。诊断:青霉素过敏性休克。当即给予0.1%肾上腺素0.5ml皮下注射。经一系列抢救处理后,患者休克逐渐好转。

问题	分析	标准分	得分
过敏性休克为什么用肾上腺素抢救?		5	

续表

问题	分析	标准分	得分
去甲肾上腺素或异丙肾上腺素能否抢救过敏性休克?		2	
为什么?		3	
总分		10	

案例 3

患者,男,47岁。左眼胀痛,眼球充血,视力极度下降;患眼侧头部剧痛,眼眶周围、鼻窦、耳根、牙齿疼痛并有恶心、呕吐、出汗等症状;看到白炽灯周围出现彩色晕轮或像雨后彩虹(虹视现象);眼球坚硬,测眼压明显升高。医院诊断为左眼急性闭角型青光眼。

问题	分析	标准分	得分
可用何药物治疗青光眼?		2	
为什么?		4	
应用时应注意什么?		4	
总分		10	

案例 4

患者,女,23岁,大学生。近来感觉全身乏力和易疲劳,甚至梳头也感到吃力,时有眼睑下垂,上楼梯时曾几次跌倒,但休息后可缓解,遂到医院就诊。体格检查:反复闭目致眼睑下垂,凝视一处稍久便出现复视,令患者紧握检查者双手时感到渐渐无力,反复下蹲后起立困难,查血清胆碱受体抗体增高。诊断:重症肌无力。

问题	分析	标准分	得分
可用何药物治疗?		2	
为什么?		4	
应用时应注意什么?		4	
总分		10	

案例 5

1. 患者,男,20岁。因溺水而致呼吸心跳停止,急送医院抢救。立即给予人工呼吸、心脏按压,并同时心腔注射心脏复苏药,经过一系列治疗后患者逐渐好转。

2. 患者,男,65岁。有肝硬化病史。休息时突感腹胀不适,继而呕鲜血约1000ml,无便血,急到医院就诊。诊断为食管、胃底静脉曲张破裂出血。经积极止血,输液及输血后病情好转。

3. 患者,女,60岁。高血压病史30年,并有青光眼病史,因怀疑有视网膜病变需行眼底检查。

4. 患者，女，50 岁。一个月来经常出现胸闷、乏力、气短、头晕，自测脉搏 50 次/分左右，近日症状加重而入院治疗。当晚，患者静卧时突然发生晕厥，四肢抽搐，心电图诊断为Ⅲ度房室传导阻滞，心室率 35 次/分。当即给予增加心室率的药物静脉滴注，心率恢复到 52 次/分。

问题	分析	标准分	得分
对病例 1 哪些药可用于心脏复苏？		4	
对病例 2 的急性上消化道大出血，选用何药可迅速止血？		2	
对病例 3 选用哪种扩瞳药较为适宜？		2	
对病例 4 房室传导阻滞可选用哪种药物治疗？		2	
总分		10	

案例 6

患者，女，28 岁。近两年来，每当受寒或情绪激动时，双手的手指即出现苍白，继而发紫，持续几分钟后转为潮红，伴不同程度的烧灼感。诊断为雷诺综合征。

问题	分析	标准分	得分
可用何药物治疗？		2	
为什么？		4	
应用时应注意什么？		4	
总分		10	

案例 7

患者，女，50 岁，肥胖。数月来动脉血压持续在 150/90mmHg，心律正常。该患者既往有支气管哮喘病史。

问题	分析	标准分	得分
你认为该患者能否选用普萘洛尔进行降压治疗？		4	
为什么？		6	
总分		10	

案例 8

患者，女，28 岁。因反复胸闷、心悸 1 年，曾数次住院，经临床诊断为家族性肥厚性心肌病。自确诊后即给予普萘洛尔口服治疗，长期门诊随访，剂量自 30mg/日，逐渐增至 200mg/日，以心率不低于 55 次/分，能缓解临床症状为最适宜剂量。医生反复告诫其不可突然停药。患者用药后胸闷、心悸及心前区疼痛症状逐渐缓解。近日患者因外出旅游忘记携带而停药，于停药第三天下午，在景区游览时突然昏厥，急送医院抢救无效死亡。

问题	分析	标准分	得分
患者最可能的死亡原因是什么？		5	
为何普萘洛尔长期用药不能突然停药？		5	
总分		10	

案例 9

患者，男，40 岁，因交通事故致严重外伤，大量出血，血压下降少尿，经抢救后低血压和低血容量已纠正，但尿量仍很少。

问题	分析	标准分	得分
为避免肾衰竭，应给予什么药物治疗？		5	
为什么？		5	
总分		10	

第12章 麻 醉 药

案例

1. 患者,男,55岁。因右侧腰背部剧烈疼痛,难以忍受,出冷汗,急到医院门诊。经B型超声波检查诊断为肾结石。

2. 患者,男,40岁。突发剑突下剧烈疼痛,难以忍受,伴出汗,呕吐,急到医院就诊。经有关检查确诊为胆囊结石。

3. 患者,男,35岁。因手术需要进行蛛网膜下腔阻滞麻醉,麻醉过程中出现心动过缓。

问题	分析	标准分	得分
上述患者可选用哪些药进行治疗?		3	
为什么?		4	
用药时应注意什么问题?		3	
总分		10	

第 13 章　镇静催眠药

案例 1

某护士在为诱导麻醉患者静脉注射硫喷妥钠时，患者突然出现呼吸抑制、发绀、血压下降。

问题	分析	标准分	得分
请讨论分析患者可能出现上述表现的原因？		5	
有什么抢救措施？		5	
总分		10	

案例 2

患者，周某，女，45 岁。因工作压力大长期失眠，医生给予艾司唑仑口服，约 2 周，睡眠有明显好转，但减量停药后失眠又加重，故患者自行加倍服药，停药后便感心慌、出汗、烦躁、多梦、失眠，恳求医生再继续开药。

问题	分析	标准分	得分
患者的临床表现说明了什么？		5	
患者在用药中存在什么问题？		5	
总分		10	

案例 3

某女，18 岁，因失恋服用地西泮 300mg，中毒入院。抢救通过洗胃、灌肠，5% 碳酸氢钠静脉输入，一项医嘱中给予氢化可的松 300mg+0.9% 生理盐水 500ml 静脉输入，尼可刹米 1.25g，山梗菜碱 15mg+10% 葡萄糖 500ml 输入，患者因抢救及时而转危为安。

问题	分析	标准分	得分
5% 碳酸氢钠输入有必要吗？		2	
为什么？		4	
用氢化可的松，尼可刹米、山梗菜碱静脉输入抢救意义何在？		4	
总分		10	

第14章　抗精神失常药

案例1

患者,男,49岁。高血压脑出血,行血肿清除术和脑室分流术。术后第8天,患者出现顽固性呃逆,消化科医生建议使用氯丙嗪,主治医生将氯丙嗪200mg一次性肌内注射给予患者,结果患者血压下降到60/40mmHg。

问题	分析	标准分	得分
请分析原因。		4	
是否可用肾上腺素升压?		6	
总分		10	

案例2

患者,女,22岁。患者经常意识蒙眬,持续1~2小时,偶有1~2周者。患者可以行动,做长途旅行,与人接触谈话,但行动迟缓,口齿不清、反应迟钝、注意力和记忆力明显障碍。有时出现恐怖状态和幻觉,如血水四溅,遍地火花,红发蓝眼怪人向她扑来,听到毒蛇猛兽的吼声怪叫,以致出现逃跑、跳楼、伤人、自杀等危险性行为数次。检查患者发现瞳孔散大,对光反射迟钝、肌腱反射亢进等体征。发作后对所发生事件经过全部遗忘。

问题	分析	标准分	得分
患者属于何种疾病,其依据有哪些?		3	
首选何药治疗?		3	
用药中应注意什么?		4	
总分		10	

第15章 抗癫痫药

案例1

一学生因期末考试临近，学习紧张，在一次上课过程中，突然站起，发出尖叫声，然后倒地，全身抽搐，面色青紫，口吐白沫，持续发作2~3min，然后意识恢复。

问题	分析	标准分	得分
该患者所患是什么病？		2	
该病有什么特点？		4	
应用何药治疗？		4	
总分		10	

案例2

患者，女，20岁，学生。她在过去2年中学习过度疲劳后出现癫痫大发作2次，均自行缓解。由于服用苯妥英钠和丙戊酸钠不能耐受，而在可耐受剂量时疗效不明显，最近开始服用卡马西平600mg，3次/日。在使用卡马西平治疗的3个月里，她出现5次小发作、1次大发作，一旦加大剂量则出现明显的困倦、胃肠道不适、反应迟钝。患者希望停药。

问题	分析	标准分	得分
如何解释患者出现的症状？		2	
如何处理这些症状？		4	
能否在患者耐受的情况下添加氯硝西泮与目前正在应用的卡马西平同用？		4	
总分		10	

第 16 章　抗帕金森病药

案例

患者，男，55 岁。根据患者的肢体颤动、面部表情、行走姿态、少动等表现，做 MRI 检查后，诊断帕金森病。病史发现该患者有精神病史，长期使用氯丙嗪控制病情，其后逐渐出现帕金森病症状。

问题	分析	标准分	得分
用拟多巴胺药物是否合适？		2	
为什么？		4	
如果不行应该使用何种药物治疗？		4	
总分		10	

第 17 章 镇 痛 药

案例 1

有一流脑患者,严重高热并伴烦躁不安,医生在抗感染治疗的同时,开出下列处方:盐酸哌替啶 100mg,盐酸氯丙嗪注射液 50mg,盐酸异丙嗪注射液 50mg。

问题	分析	标准分	得分
请问是否合理?		4	
为什么?		6	
总分		10	

案例 2

患者,男,56 岁。3 年前诊断为冠心病。近一周来心前区疼痛发作频繁,今晨骑车上班途中,突然胸骨后压榨性剧痛,触电样向左臂内侧放射,舌下含化硝酸甘油不能缓解,出大汗,面色苍白,手足发凉。入院后测血压 10.66/6.65kPa,心电图显示室性早搏。

用药情况:

1. 吗啡每 6 小时皮下注射 5 毫克,共 4 次,疼痛缓解;
2. 静脉滴注 2% 利多卡因注射剂,维持 24 小时;
3. 多巴胺静脉滴注,血压回升有尿后维持一天。

问题	分析	标准分	得分
吗啡用于此患者的目的是什么?		5	
在使用吗啡时应该注意哪些问题?		5	
总分		10	

第 18 章　解热镇痛药

案例 1

患者，女，48 岁，因腰痛就诊，诊断为“腰骶筋膜炎”。用药过程：吡罗昔康，一次 20mg，每日 1 次；保泰松，一次 100mg，一日 3 次，痛时服。患者就诊当天午饭后服用上述药物，当晚出现腹部不适、恶心、呕吐。坚持用药 4 天后因呕吐加重（呈喷射状），再次来院就诊，并咨询药师。

问题	分析	标准分	得分
请分析原因。		5	
在使用此类药物时应该注意哪些问题？		5	
总分		10	

案例 2

患者，男，5 岁。因感冒发热服用家庭备用的小儿速效感冒颗粒剂，每次 1 包，第 2 次服用后，其后出现呼吸加快、躁动不安，被送至医院。就诊后主要用药情况：皮下注射苯巴比妥钠 2 毫克。

注：小儿速效感冒颗粒剂每包 6 克，含：对乙酰氨基酚 125mg，人工牛黄 5mg，马来酸氯苯那敏 1.5mg，咖啡因 7.5mg 等。

问题	分析	标准分	得分
该患者服用感冒药后出现的症状原因是什么？		5	
为何使用苯巴比妥钠治疗？		5	
总分		10	

第19章　抗高血压药

案例1

患者，男，45岁，机关干部。在前年的一次体检中，发现患了高血压病。他考虑自己平素体健，虽有高血压，工作不忙时也无症状，想尽量不用药而通过非药物疗法降低血压，于是采取戒烟限酒、低盐、低脂饮食，并适当增加运动。但今年再次体检发现血压没有降低，反出现左心室肥厚。

问题	分析	标准分	得分
患者能通过非药物治疗方法降低血压吗？为什么？		3	
为什么患者又出现了左心室肥厚？有何潜在危险？		4	
他应该尽快服用哪一类抗高血压药物？		3	
总分		10	

案例2

患者，男，56岁。因高血压服用硝苯地平30mg/d，连续1年，现每日2次，每次10mg。体检：胃镜见浅表性胃炎。给予西咪替丁200mg，每日2次。1个月后，患者诉心跳加快，心率95次/分。

问题	分析	标准分	得分
请分析原因？		10	
总分		10	

案例3

患者，男，70岁，原发性高血压，下肢踝部轻度水肿。曾用硝苯地平治疗，疗效欠佳。使用卡托普利25mg，每日3次，加氢氯噻嗪25mg，每日1次，用药当天出现直立性低血压。

问题	分析	标准分	得分
请分析原因？		10	
总分		10	

第20章 抗心绞痛药

案例1

患者,男,60岁。由于气温骤降没有及时加衣服,引发胸骨后剧烈压榨性疼痛,并放射至左肩持续数分钟,伴有窒息感,面色苍白,大汗淋漓,一日发生两次而急诊入院。

问题	分析	标准分	得分
根据以上特点判断该患者得了何种疾病?		1	
疼痛发作时应采取什么样的措施缓解?		2	
说出该类疾病的治疗原则。		2	
正确选择常用的两类药物并说出该类药物的主要作用。		2	
为患者提供正确的合理用药。		2	
现在临床上有许多治疗该病的有效的中成药有哪些?		1	
总分		10	

案例2

患者,男,71岁。冠心病史数年,平时在医生指导下,通过药物控制,心绞痛发作频率明显减低,病情相对比较稳定,近期,患者心绞痛频发,服用硝酸甘油效果不如以前。经询问病史,患者希望能有硝酸甘油来预防心绞痛的发作,遂于前段时间开始每日3次含服硝酸甘油片,有时还一次含服两片。用药不久,心绞痛的发生却比以往更频繁。

问题	分析	标准分	得分
请分析原因?		10	
总分		10	

案例3

患者,男,63岁。高血压病史13年。1年前开始剧烈运动后出现胸闷和心前区疼痛,每次发作时疼痛的部位和持续时间固定,且中止活动后疼痛可自行缓解。最近1周发作疼痛时间较以前明显延长,舌下含服硝酸甘油后疼痛才得以缓解。诊断为心绞痛(不稳定型)。

问题	分析	标准分	得分
抗心绞痛药治疗的基本原理是什么?		5	
硝酸甘油用于控制心绞痛发作时为什么采用舌下含服方式给药?		5	
总分		10	

第21章　抗慢性心功能不全药

案例1

患者，男，78岁。右上肺炎，冠心病，充血性心力衰竭。入院后用抗生素等药物治疗，同时服用地高辛0.25mg/d，8d后肺炎基本控制，但心率减慢至48次/分，并有恶心，呕吐。查血钾4.2mmol/L，血尿素氮18.5mmol/L（正常：2.5~6.5mmol/L），心电图示：房颤，房室传导阻滞，停地高辛3天后72次/分。

问题	分析	标准分	得分
请分析原因？		10	
总分		10	

案例2

患者，女，56岁。因肺结核已服用利福平3个月，近出现房颤，加用地高辛0.25mg/d，治疗1周效果不明显。

问题	分析	标准分	得分
请分析原因？		10	
总分		10	

案例3

患者，男，70岁。患风湿性心脏病十余年，长期服用地高辛片，此次因地高辛中毒急诊入院。经地高辛血药浓度监测为5.22ng/ml。经询问病史得知，患者近来因感觉疗效不佳，自行将每次半片地高辛增加到每次1片，且早晚各1次，药效仍不佳，且出现了恶心、呕吐、厌食、黄视等症状，病情加重，痛苦难忍，遂来院求医。

问题	分析	标准分	得分
请分析原因？		10	
总分		10	

案例4

患者，女，23岁。每天家务劳动1~2小时就感疲倦、乏力、心悸、气促，平时有咳嗽，泡沫痰带血色，口唇青紫、声音嘶哑、卧位呈现呼吸困难改为坐位获得减轻，晚入睡要增加2个枕头，才能避免呼吸困难。经常感觉极度需要空气，故将窗打开，站在窗口呼吸。体检：体温37.5℃，呼吸30次/分，脉搏109次/分，心率130次/分，脉律不规则，血压110/85mmHg。口唇青紫，半卧位，慢性病容，颈软，颈静脉怒张，腹部平软，胸部检查时除发现气喘及叩响过度外，可听到两肺底部干湿性啰音、还可听到哮鸣音。心脏检查发现心前区Ⅱ级收缩期杂音，患者左侧卧位，做深呼气可听见舒张期奔马律。X线检查发现左心增大，肺门阴影加深、加宽，肺野不透明性增加。

诊断：充血性心力衰竭（左侧心力衰竭）。

问题	分析	标准分	得分
充血性心力衰竭一般治疗原则有哪些？		2	
充血性心力衰竭应选择何种药物治疗？并指出该药物治疗的理论依据。		4	
该药物在治疗充血性心力衰竭可能有哪些不良反应？		2	
这些不良反应如何防治？		2	
总分		10	

第22章　利尿药和脱水药

案例1

患者,男,56岁。经诊断为心力衰竭伴体液潴留及全身性水肿,医嘱用地高辛和利尿剂治疗。

问题	分析	标准分	得分
能否选用利尿剂氢氯噻嗪来治疗,为什么?		3	
如不能,应选用什么利尿剂治疗,为什么?		4	
应用时需注意什么?		3	
总分		10	

案例2

患者,男,56岁。因全身浮肿、尿蛋白(+),拟诊断为"肾性水肿"住院,第2天测得BUN 8.9mmol/L,Cr 203.3μmol/L,血电解质在正常范围内。治疗药物:呋塞米、氢氯噻嗪、泼尼松。用药3周出现乏力,下肢行走不便,心动过速等低钾表现,测血钾为2.0mmol/L。

问题	分析	标准分	得分
请分析原因?		10	
总分		10	

案例3

患者,男,65岁。有糖尿病及痛风发作史,因呼吸道感染,下肢浮肿原因不明收治。住院后给予抗生素,利尿药(呋塞米、氢氯噻嗪、氨苯蝶啶)。入院后翌日空腹血糖为7.1mmol/L,尿糖"+",住院14天复查空腹血糖升至17.4mmol/L,尿糖+++,未测血尿酸。

问题	分析	标准分	得分
请分析原因?		10	
总分		10	

案例4

患者,女,66岁。患有肺源性心脏病合并呼吸道感染,医生给予妥布霉素抗感染,同时给予呋塞米消除水肿,减轻心脏负担。患者当天晚上出现耳鸣,听力下降。

问题	分析	标准分	得分
请分析原因?		10	
总分		10	

第 23 章　血液及造血系统疾病用药

案例 1

某缺铁性贫血患者有多年饮浓茶的习惯，其在口服硫酸亚铁时亦以浓茶水送服。

问题	分析	标准分	得分
你认为患者这样服药合理吗？		4	
简要说明理由。		6	
总分		10	

案例 2

一个血栓性疾病恢复期患者，医生给予链激酶巩固治疗。

问题	分析	标准分	得分
请问其治疗效果如何？		10	
总分		10	

案例 3

患者，女，18 岁。近半年来时感头晕、耳鸣、乏力、气短，月经不规律。病人面色萎黄、唇、甲色淡等。

问题	分析	标准分	得分
给出最可能的诊断。		4	
制订药物治疗方案。		6	
总分		10	

案例 4

某癌症患者，女，58 岁，服用甲氨蝶呤约 2 周，出现巨幼红细胞性贫血。

问题	分析	标准分	得分
防治该不良反应，宜选用什么药物？		3	
可否用叶酸治疗？为什么？		3	
常见的贫血类型有哪些？各应用什么药物治疗？		4	
总分		10	

案例 5

患者,男,60 岁。头晕、乏力 3 个月,双下肢水肿 1 个月,伴口腔溃疡,舌尖部疼痛。10 年前因胃溃疡穿孔,行胃大部分切除术。血常规符合正常细胞正色素型贫血,骨髓象部分幼红细胞的改变符合缺铁性贫血,部分改变支持巨幼红细胞性贫血。

诊断:巨幼红细胞性贫血合并缺铁性贫血。

问题	分析	标准分	得分
该病的主要病因是什么?		2	
试用你学过的有关知识阐述该患者的治疗方案。		5	
该患者用药时应注意什么?		3	
总分		10	

案例 6

患者,男,25 岁。患流行性脑脊髓膜炎,发生弥散性血管内凝血(DIC),用肝素抗凝治疗,出现严重的自发性出血。

问题	分析	标准分	得分
为什么选用肝素治疗会出现自发性出血?		3	
针对此出血,宜使用的抢救药物是什么?		3	
肝素的抗凝机制是什么?		4	
总分		10	

第 24 章　组胺受体阻断药

案例

患者,男,35 岁,长途汽车司机。因局部皮肤出现片状红色突起,瘙痒难忍,诊断为荨麻疹。

问题	分析	标准分	得分
可选用哪些药治疗?其药理基础是什么?		4	
如选用 H_1 受体阻断药进行治疗,应选用哪种?不能选用哪种?为什么?		4	
H_1 受体阻断药还可用于哪些方面的治疗?		2	
总分		10	

第 25 章　消化系统疾病用药

案例 1

患者，男，74 岁。10 余年来，长期反复发作性上腹部节律性疼痛伴反酸、恶心，进食后可以缓解。

问题	分析	标准分	得分
请问患者得的是什么疾病?		3	
消化性溃疡的临床表现有哪些?		5	
引起消化性溃疡的病因有哪些?		2	
总分		10	

案例 2

患者，女，26 岁。腹胀，腹鸣，大便不成形 10 个月左右，有时大便中有少量黏液。常规检查无异常发现。X 线胃肠钡餐检查示胃窦炎。临床诊断：胃窦炎、消化不良。治疗用药：乳酶生 0.2g，每天 3 次；复方新诺明 1g，每天 2 次。服用上述药物 2 个月，疗效不显著。

问题	分析	标准分	得分
请分析原因?		10	
总分		10	

案例 3

患者，男，68 岁。胃部不适，隐痛，每次进食后，上腹部饱胀症状，偶有烧灼感。天气寒冷时，上述症状加剧。有慢性支气管炎史多年，咳嗽频繁，少痰，偶有极少量白色黏液性稀薄痰。无咯血史。多次胸部 X 线摄片均示慢性支气管炎、肺气肿。胃镜检查诊断为萎缩性胃炎。治疗用药：胃得乐、甲氧氯普胺等。患者服药后，食欲更减退，大便次数增多，体重减轻，病情加重。

问题	分析	标准分	得分
请分析原因?		10	
总分		10	

案例 4

患者，女，20 岁。以前曾出现过上腹部隐痛、食欲不振等症状，最近好转，疼痛消失，某天因天气热连吃 3 根雪糕后出现上腹部痉挛性疼痛、恶心、呕吐并伴有轻度的腹泻症状，入院检查确诊后，医生开出以下处方：

Rp

雷尼替丁胶囊 150mg×30

Sig:150mg b. i. d po

硫酸庆大霉素缓释片 40mg×60

Sig:80mg b. i. d po

硝苯地平片 10mg×12

Sig:10mg q. i. d 舌下含服

问题	分析	标准分	得分
请分析该患者得了什么病?		3	
医生开的处方是否合理,为什么?		7	
总分		10	

案例 5

患者,男,47 岁。糖尿病患者,因肺部感染、便秘等原因入院治疗,查房时患者自述胃部不适,经常反酸、恶心、呃逆。医生推荐使用硫糖铝和多潘立酮片。

问题	分析	标准分	得分
患者询问这两种药物是否可以同时服用?		2	
为什么?		8	
	总分	10	

案例 6

患者,女,25 岁。因工作问题和父母发生分歧,口服大量的地西泮,出现昏迷、血压下降、脉搏细弱、呼吸困难、反射减弱等症状。

问题	分析	标准分	得分
请问抢救时能否用硫酸镁导泻?		10	
为什么?			
总分		10	

第26章 呼吸系统疾病用药

案例1

患者，女，36岁。因支气管哮喘急性发作，临床上有气促、喘息、肺部有哮鸣音，心率120次/分，血压150/100mmHg。给予特布他林2.5mg，每日3次及沙丁胺醇气雾剂吸入，又因心率快、血压偏高，加用美托洛尔片25mg，每日3次。经过上述处理，哮喘症状非但不缓解，且发展到哮喘持续状态。

问题	分析	标准分	得分
请分析原因？		10	
总分		10	

案例2

患者，女，15岁。自幼反复发作性气喘和咳嗽，春季易发。过敏原试验表明对花粉、屋尘过敏。其母有类似病史。

问题	分析	标准分	得分
为预防发作，可以选择下列哪种药物？①异丙托品气雾剂；②沙丁胺醇气雾剂；③口服氨茶碱；④色甘酸钠气雾剂。		3	
为什么？		7	
总分		10	

案例3

某一过敏体质的男患儿，7岁，有哮喘史，近日住进刚装修的新家中，突发气急、胸闷、呼吸困难等哮喘症状，其母亲立即取出家里的色甘酸钠喷雾剂，让他吸入。

问题	分析	标准分	得分
请问此急救方法是否有效？		3	
为什么？		7	
总分		10	

第27章　肾上腺皮质激素类药

案例1

患者,女,28岁,患SLE,狼疮性肾炎伴高热,接受醋酸泼尼松治疗。开始剂量为60mg/d,分3次口服,以后减量至25mg/d,分2次口服。8个月后出现满月脸,水牛背,向心性肥胖,皮肤变薄,血压升高,血浆蛋白仅180g/L等明显不良反应。

问题	分析	标准分	得分
为什么会出现此现象?		5	
应采取什么措施?		5	
总分		10	

案例2

患者,女,43岁。患风湿性关节炎住院治疗。给予醋酸泼尼松20mg/d分次服用。该患者入院时,X线胸片报告,两肺有陈旧性肺TB灶。服用泼尼松1个半月后发热。X线检查显示:两肺粟粒性结核病灶,后抗结核治疗。病史回顾,该患者过去疑有盆腔结核史,未治疗。

问题	分析	标准分	得分
为什么会出现此现象?		10	
总分		10	

案例3

患者,男,65岁,因支气管哮喘而接受了以下治疗:0.9%氯化钠注射液3ml+异丙托溴铵吸用溶液2ml+特布他林注射液0.25mg,雾化吸入,b. i. d;泼尼松5mg,po.,t. i. d。药师阅读病历发现患者GLT 80U/L(正常值<40 U/L)。

问题	分析	标准分	得分
请问该药物治疗是否合理?		2	
为什么?		8	
总分		10	

案例4

患者,女,30岁,因淋雨受凉感冒后出现寒战、发热、体温升至39℃以上,全身肌肉酸痛、咳嗽、咳痰就诊,诊断为肺炎,给予甲泼尼松及阿奇霉素治疗。

问题	分析	标准分	得分
糖皮质激素治疗严重感染性疾病有何价值？		3	
应用时应注意什么问题？		3	
糖皮质激素主要药理作用有哪些？		4	
总分		10	

第28章　甲状腺激素及抗甲状腺药

案例1

李某，女，39岁，长期工作压力大，近半年来消瘦明显，多汗，多食，心悸，常烦躁易怒，双手经常不自主的颤抖，颈部肿大。经检查后诊断为甲状腺功能亢进。治疗方案为丙硫氧嘧啶与盐酸普萘洛尔片。

问题	分析	标准分	得分
请问是否合理？		3	
简要说明理由。		7	
总分		10	

案例2

女，40岁，患甲亢3年，需行甲状腺部分切除术。

问题	分析	标准分	得分
术前应做何准备？		4	
并说明依据。		6	
总分		10	

第29章　胰岛素及口服降血糖药

案例1

患者,女,56岁。四肢关节疼痛12年,多饮、多尿、多食及消瘦6个月而到医院,被诊断为类风湿关节炎和糖尿病。医生给予格列齐特(达美康)口服、保泰松口服,以及其他对症支持治疗。患者首次服药后1h后即出现饥饿、头晕、心悸、出汗,30min后昏迷不醒。经查为低血糖昏迷。经静脉注射高渗葡萄糖后症状缓解,30min后恢复正常。

问题	分析	标准分	得分
请分析原因?		10	
总分		10	

案例2

患者,男,68岁,多尿、多饮、乏力2年。2年前无明显诱因出现多尿、多饮、口干、全身乏力,无多食及体重降低。在当地医院查尿糖阳性,诊断为糖尿病。给予二甲双胍,治疗1个月后症状缓解,即停药。以后症状反复出现,间断服药,三天前上述症状加重,查空腹血糖9.6mmol/L,餐后2h血糖14mmol/L。

问题	分析	标准分	得分
该患者能确诊为糖尿病吗?		3	
过去在诊断和药物治疗方面存在什么问题?		7	
总分		10	

案例3

患者,女,50岁,肥胖多年,口渴5个月,尿糖(+),空腹血糖7.9mmol/L,饭后2小时血糖12.1mmol/L,经诊断为2型糖尿病,控制饮食无效。

问题	分析	标准分	得分
该患者适宜选用何种口服降血糖药?		4	
说明选药依据。		6	
总分		10	

第30章 抗 生 素

案例1

患者,女,60岁。冠心病。因下肢浮肿,活动后心悸、气短加重住院。诊断为冠心病,心功能Ⅱ级。治疗包括地高辛0.25mg/d,庆大霉素8万U肌内注射,每日2次,呋塞米20mg,每天3次。经治疗后,心率64次/分,下肢浮肿消失;但尿蛋白"+",血尿素氮上升,肌酐上升。

问题	分析	标准分	得分
该用药是否合理?		3	
请分析出现这一结果的原因。		7	
总分		10	

案例2

患者,男,58岁。患再生障碍性贫血,慢性支气管炎,肺气肿,伴呼吸道感染,入院后发热,给予青霉素治疗,体温仍达38.5~39℃,后改用氨苄西林治疗1天,仍未能控制,体温达39.8℃。最后死于全身衰竭。

问题	分析	标准分	得分
请分析患者死因?		10	
总分		10	

案例3

患者,女,76岁。患革兰阴性菌感染所致败血症,感染性休克,给予青霉素G钾80万单位,肌内注射,每8h一次,青霉素G钠480万单位,氯霉素2g静脉滴注,又庆大霉素8万单位肌内注射,每日2次,加32万单位静脉滴注。

问题	分析	标准分	得分
请问是否合理?		2	
说明依据。		8	
总分		10	

案例4

患者,女,45岁,住院行胃大部切除术,术前1天起,用头孢曲松1.0g静脉注射,每日1次,共8d。

问题	分析	标准分	得分
请问是否合理?		2	
说明依据。		8	
总分		10	

案例 5

患者,男,65 岁。门诊病人,咳嗽,痰多,无发热,未查 WBC 计数等,给予头孢噻肟治疗,每日 1 次,共用 6 天。

问题	分析	标准分	得分
请问是否合理?		2	
说明依据。		8	
总分		10	

案例 6

患者,男,74 岁。患慢性支气管炎,阻塞性肺气肿,因咳嗽加剧,气急加重,X 线胸片提示右下肺少许片状阴影住院。检查:体温 37℃,呼吸稍促,心率 94 次/分,伴血钾升高,血尿素氮升高(提示肾功能减损)。按肺部感染处理,给予青霉素钾 640 万单位,静脉滴注,每日一次,庆大霉素 24 万单位静脉滴注,每日一次。

问题	分析	标准分	得分
请问是否合理?		2	
说明依据。		8	
总分		10	

案例 7

患者,男,65 岁。患慢性支气管炎阻塞性肺气肿多年,因胸闷,气急,两肺哮鸣音及湿啰音增多入院,治疗包括抗生素(反复用头孢唑啉抗感染)、利尿药(呋塞米、氨苯蝶啶)。入院的第 2 天测得血尿素氮、肌酐均上升(提示肾功能减退),以后未再复查。住院 32 天死亡,死亡原因未详细分析。死亡诊断为肾衰竭,呼吸衰竭。

问题	分析	标准分	得分
请说明死亡原因?		10	
总分		10	

案例 8

患者,女,32岁,因尿频、尿急和尿痛,伴上腹饱胀不适到医院就诊,经检查,首诊医生诊断为急性泌尿系统感染和慢性胃炎。给予头孢唑啉钠(先锋Ⅴ号)及阿托品口服。因患者伴有慢性胃炎症状,同时,给予胃炎胶囊口服。服药3天后,患者出现排尿不畅、小便带血等症状。经医院复诊,停用上述两药,改用阿莫西林胶囊和双层胃友片,并嘱患者多喝白开水,调整药物1天后患者症状消失,2天后恢复正常。

问题	分析	标准分	得分
请分析原因?		10	
总分		10	

案例 9

患者,男,4岁,因着凉后出现流涕、咳嗽、体温38.8℃,家长给服阿莫西林干糖浆、盐酸吗啉胍片及小儿速效感冒冲剂两天,病情未见好转,遂来医院就诊。诊断为上呼吸道感染。处方:复方氨基比林注射液1ml,肌内注射以退热。0.9%氯化钠注射液100ml+头孢拉定粉针剂3g,5%葡萄糖注射液100ml+鱼腥草注射液20ml,0.9%氯化钠注射液100ml+氨苄西林钠粉针剂2g,静脉滴注以及其他对症治疗。经上述抗菌治疗12天后,患儿病情未见好转,且出现腹泻症状,水样便中可见膜状物。转院后做血常规、便常规加细菌培养检查,最终诊断为上呼吸道感染(病毒性)合并假膜性肠炎。

问题	分析	标准分	得分
请分析原因?		10	
总分		10	

案例 10

患者,男,30岁。主述右腿痛一周,无腰痛。X线片显示可能为骨髓炎。患者于3年前胫骨中段开放性骨折,治疗过程中有过化脓性感染史。医生初步判断为革兰阳性菌引起的骨髓炎,让患者口服头孢他美酯0.5g,b.i.d.,左氧氟沙星0.3g,b.i.d.。治疗一周后,患者腿痛略有好转,但效果不显著。

问题	分析	标准分	得分
请分析原因?		10	
总分		10	

案例 11

患者,男,26岁。患心内膜炎,病情尚不严重,因有青霉素过敏史,医生开处方如下:

Rp:

红霉素片　0.1g×36

用法:0.2/g次　4次/d　口服

林可霉素注射液　0.6g×6

用法:0.6g/次　2次/d　肌内注射

问题	分析	标准分	得分
该处方是否合理,为什么?		5	
红霉素的抗菌机制是什么?		2	
主要不良反应有哪些?		3	
总分		10	

案例 12

患者,男,49岁,患呼吸道感染较严重,药敏试验对青霉素与庆大霉素敏感。医生开处方如下:

Rp:青霉素钠注射液 320万U

硫酸庆大霉素注射液 24万U×3

10%葡萄糖注射液 1000ml

用法:1次/d,静脉滴注

问题	分析	标准分	得分
分析该处方是否合理,为什么?		5	
氨基苷类抗生素的作用机制是什么?		2	
该类药物的作用有何不良反应?		3	
总分		10	

第31章 人工合成抗菌药

案例1

患者，男，76岁，因慢性支气管炎，咳嗽，经常给予复方新诺明，维生素C，氯化铵等，导致出现结晶尿和血尿。

问题	分析	标准分	得分
请分析原因？		10	
总分		10	

案例2

患儿，男，3岁3个月，感冒，流鼻涕两天，在家自己服用感冒药仍不见好转，现又伴有剧烈咳嗽，来医院诊治。

问题	分析	标准分	得分
能否选用喹诺酮类的药物？为什么？		5	
请给出合理诊断和用药方案。		5	
总分		10	

案例3

患者，男，70岁，因畏寒、发热伴尿频、尿急、尿痛3天入院。尿常规：白细胞+++，红细胞+。实验室检查：WBC12×10^9/L，血肌酐200μmol/L。

问题	分析	标准分	得分
给出合理诊断。		3	
并制订合理用药方案。		7	
总分		10	

第 32 章　抗结核病药

案例

患者，男，32 岁。因低热、咳嗽 3 周入院就诊。诊断：肺结核。治疗方案：前 2 个月用异烟肼、利福平、吡嗪酰胺、链霉素，后 4 个月用异烟肼、利福平。治疗首日服用异烟肼、利福平约 15min 后，出现全身皮肤瘙痒，喉部轻微疼痛、发痒，并很快出现烦躁、气急、声嘶，严重时声哑。血压 97.5/52.5mmHg，双肺可闻及哮鸣音，心率 100 次/min，律齐。立即给予皮下注射肾上腺素 0.5mg，静脉注射地塞米松 10mg，口服马来酸氯苯那敏治疗，0.5h 后症状缓解消失。考虑为药物过敏所致急性喉水肿，即停服异烟肼、利福平，继用其他抗结核药物，3 天无类似发作。次日在严密观察下让患者试服利福平 0.15mg，服后 14min 又出现类似症状，经积极处理后症状缓解。由此证实急性喉水肿由利福平所致，之后停用该药，继用其他抗结核药物治疗至痊愈。

问题	分析	标准分	得分
如何处理利福平致急性喉水肿？		10	
总分		10	

第33章　抗真菌药

案例

患者,女,1岁,因"咳嗽四天,气喘一天"拟"急性喘息性支气管炎"收入院。患儿四天前受凉后出现咳嗽,呈阵发性咳嗽,有痰,不易咳出,伴有鼻塞、流黄色黏液涕、发热,具体体温不详,口腔出现较多白色膜状物,无气促、青紫、呕吐、腹泻。体格检查:T36.8℃,R40次/分,P120次/分,精神倦,呼吸急促,轻度吸气性三凹征,咽充血,双肺呼吸音粗,可闻及较多哮鸣音,腹稍胀,肝脾未触及明显肿大,肠鸣音正常。门诊胸片示双肺野纹理稍多、模糊,右膈面抬高。入院后查血常规示白细胞15.9×10^9/L,血小板692×10^9/L,淋巴细胞占0.607。

问题	分析	标准分	得分
该患儿可能为何种病原微生物感染?		3	
如何治疗?		7	
总分		10	

第34章　抗寄生虫药

案例1

患者，男，27岁，约10天前感到四肢无力、肌肉酸痛、厌食，伴轻度腹泻。3天后开始隔日一次间歇性寒战、高热，一般于上午10时左右开始至下午5时左右停止。发作时初觉肢端发凉，继之背部、全身，进而全身发抖、牙齿打战，约30min后体温迅速上升，伴皮肤灼热、口渴。约3h后开始全身大汗，湿透衣衫，持续2～3h体温恢复正常。热退后十分疲倦、安然入睡，醒后轻松正常。1个月前曾到海南山区旅游。

体格检查：疲倦貌，T37.5℃，肝肋下1cm，脾肋下2cm，腹软，心肺无异常。

实验室检查：RBC 3.9×10^{12}/L，Hb 115g/L，WBC 9.6×10^{9}/L，N 0.70，M 0.15，血涂片单核细胞中见色素颗粒。

问题	分析	标准分	得分
根据临床表现该患者可初步做何诊断？		3	
应采取哪些病因治疗措施？		7	
总分		10	

案例2

患者，男，5岁，腹痛、腹泻、粪便带血3天。患儿3天前开始下腹疼痛，伴低热和腹泻。腹泻每天10余次，量少、稀软，伴里急后重。两天内先后口服呋喃唑酮、静脉滴注头孢噻肟钠症状无好转，昨天出现粪便带血，呈暗红色犹如果酱，恶臭。

体查：T 38.5℃，呼吸18次/min，心率80次/min，体重25kg。腹软，下腹压痛，无反跳痛。肝脾无肿大和压痛。

实验室检查：粪便镜检找到阿米巴滋养体。

诊断：阿米巴痢疾

问题	分析	标准分	得分
患儿为何病？		3	
如何采取对阿米巴痢疾的病因治疗？		7	
总分		10	

第 35 章　抗恶性肿瘤药物

案例

患者，男，5 岁。反复发热 1 个月，牙龈出血伴皮下瘀斑 5 天入院。

患儿 1 个月前出现不明原因发热，一般于午后开始低热，夜间睡眠后逐渐降至正常，伴乏力，食欲下降，精神委靡。使用青霉素、对乙酰氨基酚不能控制。5 天前晨起漱口时发现牙龈渗血，每次持续约 10min，并于左前臂和右大腿内侧发现青紫瘀斑。

体格检查：T 38.5℃，面色苍白，双侧颈部淋巴结肿大，无粘连和压痛。肝、脾肋下三指，质软，无压痛，胸骨轻度压痛。肺呼吸音清，心律齐。

实验室检查：血常规：RBC 3×10^{12}/L，Hb 100g/L，WBC 6×10^{10}/L，L 0.90，N 0.10，Pt 60×10^{9}/L。

骨髓抹片镜检：淋巴系列增生极度活跃，主要为淋巴母细胞。

诊断：急性淋巴细胞性白血病。

问题	分析	标准分	得分
急性淋巴细胞性白血病可选用哪些药物进行治疗？		10	
总分		10	

参考答案

第2章　神经系统常见病处方分析

1. 分析:不合理。托吡卡胺为扩瞳药,可使眼压升高,禁用于青光眼患者。

2. 分析:不合理。托吡卡胺滴眼液,为检查前一次使用,而不是1天用3次。

3. 分析:不合理。细菌性角膜炎应根据病因选用抗生素作为主要治疗药物,硫酸阿托品眼膏只作为眼部炎症的辅助治疗药物,单独应用时多作为扩瞳药使用,过量用药后易引起视物模糊、眼压升高、头痛等不良反应。

4. 分析:不合理。用药方法不对,布洛芬缓释胶囊通过缓慢释放药物达到长效目的。每日2次即可达有效血药浓度,不需要1天用4次。

5. 分析:不合理。因苯妥英钠为肝药酶诱导剂,可提高药酶活性,加速卡马西平的代谢,降低其血药浓度,使后者疗效降低。

6. 分析:合理。因为新斯的明兴奋骨骼肌,改善肌无力症状。

7. 分析:不合理。因丙戊酸钠为肝药酶抑制剂,可降低药酶活性,抑制氯硝西泮的代谢,提高其血药浓度。

8. 分析:不合理,哌替啶用于分娩止痛,但产前4h不应使用,以免抑制娩出胎儿的呼吸。

9. 分析:不合理。吗啡用于胆绞痛时,因可导致平滑肌张力增强,故需要与阿托品类解痉药合用。

10. 分析:合理。卡比多巴为外周脱羧酶抑制剂,不易进入中枢,与左旋多巴合用仅抑制外周左旋多巴转化为多巴胺,使循环中左旋多巴含量增加,因而进入中枢的左旋多巴的量也增多,左旋多巴在脑内经多巴脱羧酶作用转化为多巴胺而发挥药理作用,改善震颤麻痹症状。

11. 分析:不合理。维生素B_6为多巴脱羧酶的辅酶,能加速左旋多巴在外周脱羧转变为多巴胺,使进入中枢的左旋多巴含量减少,疗效降低,不良反应增加。

12. 分析:不合理。氯丙嗪的降压作用为阻断血管α受体所致,用肾上腺素可使其升压作用翻转为降压作用,应改用去甲肾上腺素。

13. 分析:不合理。盐酸吗啡控释片的用法不合理,必须整片吞服,不可截开或嚼碎。

14. 分析:不合理。因苯妥英钠为肝药酶诱导剂,可提高药酶活性,加速雷尼替丁代谢,降低其血药浓度。

15. 分析:合理。氯丙嗪、异丙嗪、哌替啶组成冬眠合剂,采用人工冬眠疗法,帮助严重感染性休克的患者度过危险期。

第3章　精神系统常见病处方分析

1. 分析:不合理。氯丙嗪抗精神分裂症效果好,但可降低惊厥阈,诱发癫痫发作,故不可用于癫痫史患者。

2. 分析:合理。三氟拉嗪为吩噻嗪类抗精神病药,可缓解精神分裂症患者的妄想、紧张、淡漠等症状。

3. 分析:不合理。氯丙嗪可加强麻醉药、镇静催眠药、镇痛药等中枢抑制药的作用,地西泮与氯丙嗪合用时应适当减量。

4. 分析:合理。病人出现的症状是由于氯丙嗪阻断黑质-纹状体的DA受体所致,可用中枢抗胆碱药苯海索缓解。

5. 分析:不合理。地西泮等中枢抑制药可引起胎儿神经中枢抑制及神经系统损害,禁用于孕妇。

6. 分析:不合理。两药合用将产生配伍禁忌。盐酸普鲁卡因水溶液呈酸性,硫喷妥钠水溶液呈碱性,两者配伍将产生浑浊或沉淀,不适于做静脉滴注。可在不同容器内分别进行滴注。

7. 分析:不合理。地西泮的用法不合理,用于催眠,睡前服用5~10mg就行了。

8. 分析:不合理。苯巴比妥对焦虑症无效,单用地西泮即可。

9. 分析:不合理。丙米嗪可引起胎儿畸形,孕妇禁用。

10. 分析:合理。阿米替林可缓解抑郁症患者的情绪低落等症状。

11. 分析:不合理。苯巴比妥为肝药酶诱导剂,可加速甾体激素在肝脏的代谢,降低避孕效果,增加意外怀孕风险。

12. 分析:不合理。乙醇能增强水合氯醛的中枢抑制作用,还能和水合氯醛生成有毒的醇合氯醛,使毒性增加。

13. 分析:不合理。利血平通过抑制去甲肾上腺素神经末梢囊泡胺泵对NA的再摄取和阻止DA进入囊泡内,使NA耗竭降低血压,可用于轻、中度高血压。因还具有中枢抑制作用,中枢抑制药(如地西泮)与其合用应减量。

14. 分析:合理。碳酸锂可缓解躁狂症状。

15. 分析:不合理。地西泮和阿普唑仑同属于苯二氮䓬类镇静催眠药,两种及以上镇静催眠药合用,容易导致药物依赖性的发生。因此,应以单药治疗为主,无效后再考虑加量或换药,以减少药物依赖性的发生。

第4章 心血管系统常见病处方分析

1. 分析:不合理。普萘洛尔为非选择β受体阻滞剂,可阻断支气管平滑肌上的β_2受体,诱发或加重支气管哮喘。

2. 分析:不合理。复方利血平氨苯蝶啶片每片含利血平0.1mg,硫酸双肼屈嗪12.5mg,氢氯噻嗪12.5mg,氨苯蝶啶12.5mg,氯氮䓬3mg。其中利血平、双肼屈嗪、氯氮䓬均为孕妇禁用的成分,双肼屈嗪妊娠早期则须慎用,氯氮䓬在妊娠开始3个月及分娩前3个月禁用。利血平可诱发孕产妇产生帕金森综合征,使胎儿心率减慢和新生儿鼻塞。

3. 分析:不合理。因复方降压片中已含有氢氯噻嗪,导致重复用药。

4. 分析:合理。重度高血压患者因血压难以控制,可三联用药。小剂量氢氯噻嗪协同缬沙坦的降压作用,合用硝苯地平缓释片增强降压效果。小剂量阿司匹林可预防血栓的形成。

5. 分析:不合理。卡托普利属于ACEI,可导致胎儿发育受损、畸胎甚至死胎,孕妇禁用。

6. 分析:不合理。药品名称未使用规范的通用名,“消心痛”应用通用名“硝酸异山梨酯”,“寿比山”应用通用名“吲哒帕胺”。

7. 分析:不合理。β受体阻断药美托洛尔和噻嗪类利尿剂氢氯噻嗪可引起血糖、血脂、血尿酸浓度升高,加重病情及相关器官损害。

8. 分析:不合理。无用法用量。吲哒帕胺缓释片每日用1次即可,“按服”容易让患者认为每日要用3次。

9. 分析:不合理。每日75~100mg的小剂量阿司匹林预防血栓形成,正确的服用方法是晚饭后口服1片。

10. 分析:合理。2级高血压常选两种药物联合应用,以利尿药(常选氢氯噻嗪)为基础降压药,合用ACEI(卡托普利)、ARB(氯沙坦)、β受体阻断药(阿替洛尔)或钙拮抗药(氨氯地平)。

11. 分析:合理。硝酸甘油和普萘洛尔合用可相互取长补短,普萘洛尔可取消硝酸甘油所引起的反射性心率加快和心肌收缩力加强;硝酸甘油可对抗普萘洛尔所致的心室容积扩大和射血时间延长,使两药对心肌耗氧量降低发挥协同作用。阿司匹林肠溶片可降低心血管风险。

12. 分析:不合理。维拉帕米可用于稳定型和不稳定型心绞痛,与β受体阻断药合用可明显抑制心肌收缩力和传导速度,甚至可导致心脏骤停,应禁止联用。

13. 分析:不合理。硝酸甘油口服首关消除明显,生物利用度仅为8%,不宜口服给药,舌下含化能迅速缓解急性发作,还可以避免首关消除。

14. 分析:不合理。氢氯噻嗪引起低血钾容易诱发强心苷中毒,强心苷安全范围较小,一般治疗量已接近中毒量的60%,应避免诱发强心苷中毒的各种危险因素,如低血钾、高血钙、低镁血症、心肌缺血缺氧等。

15. 分析:不合理。利福平为肝药酶诱导剂,可加快地高辛代谢,使地高辛的血药浓度降低,出现疗效不明显。应适当增加地高辛剂量,并检测血药浓度。

16. 分析:不合理。丙胺太林为胃肠道解痉药,对胃肠平滑肌有松弛作用,降低胃肠蠕动,使地高辛吸收增加,毒性增强。

17. 分析:不合理。胺碘酮分子中含有2个碘原子,碘是合成甲状腺素的原料,易诱发甲亢。因此,在应用胺碘酮之前应询问有无甲状腺疾患既往史,必要时做甲状腺功能测定。

18. 分析:不合理。垂体后叶素内含催产素和加压素,能直接作用于血管平滑肌,使肺血管收缩,对肺出血有较好的止血效果。但垂体后叶素也能引起冠状动脉收缩,可导致心肌缺氧,加重冠心病。

19. 分析:不合理。缓释片、控释片掰开服用会破坏骨架结构,达不到缓控释效果,使血药浓度波动,达不到治疗效果。

20. 分析:不合理。普鲁卡因青霉素在体内水解成对氨基苯甲酸和二乙胺基乙醇,后者能增强地高辛的作用,易诱发地高辛的毒性反应。

第5章 消化系统常见病处方分析

1. 分析:合理。慢性浅表性胃炎的临床表现缺乏特异性,细菌、病毒及毒素感染是常见的病因。多数患者可有上腹部疼痛,食后饱胀、食欲不振及嗳气等,且症状时轻时重,可反复发作或长期存在。慢性浅表性胃炎一般采用雷尼替丁+庆大霉素口服治疗,效果好,副作用少,复发率低。若患者上腹疼痛明显,可加服山莨菪碱或硝苯地平,疼痛缓解后停用。

2. 分析:不合理。糖尿病患者有便秘时服用硫糖铝,有加重便秘的危险;多潘立酮与胃黏膜保护药同时服用,可减少胃黏膜保护剂在胃内的滞留时间,削弱胃黏膜保护药的疗效。

3. 分析:不合理。老年萎缩性胃炎患者,胃黏膜壁细胞功能减退,胃酸分泌不足,影响食欲及消化功能,再长期服用胃得乐(含碳酸氢钠、碳酸镁)药物,使胃酸分泌更少,而排便次数明显增多,影响吸收,终于产生不良后果。故对萎缩性胃炎胃酸分泌功能减退的患者,不宜长期服用抗酸药。

4. 分析:不合理。硫酸亚铁具有刺激性应饭后服用,胃酸性环境中吸收较快,配伍维生素C

有助于硫酸亚铁的吸收。维生素 B_6 可减轻硫酸亚铁的胃肠道反应，但西咪替丁是 H_2 受体阻滞剂，可抑制胃酸的分泌，胃酸有助于铁的吸收。因此，西咪替丁与硫酸亚铁同服，可降低硫酸亚铁的疗效。

5. 分析：不合理。包肠溶衣的目的是避免消化液破坏及减少胃刺激，不能掰开服用。

6. 分析：不合理。复方制剂中含有镁、铝盐时，可与喹诺酮类形成配合物，故不宜合用。

7. 分析：不合理。铝碳酸镁主要抑制胃酸分泌，使溃疡面修复，其疗效与胃内滞留时间密切相关，而多潘立酮片能促进胃肠蠕动，使铝碳酸镁在胃内停留时间缩短而降低疗效。

8. 分析：不合理。幽门螺杆菌阳性的患者可采用两种抗菌药和铋制剂联合应用，但本处方未列出药物规格及总量。

9. 分析：不合理。奥美拉唑和雷贝拉唑同属于质子泵抑制剂，联用导致重复用药。

10. 分析：不合理。铋剂需要在酸性环境中形成氧化铋胶体覆盖在溃疡表面发挥作用。抑制胃酸分泌药奥美拉唑不利于铋剂发挥作用。另外，幽门螺杆菌菌检结果为阳性的患者一般要选两种抗菌药和铋制剂或奥美拉唑联合应用。

11. 分析：不合理。因为硫糖铝需要在酸性环境中起保护胃黏膜作用，而雷尼替丁为抑酸剂，可使胃内 pH 升高而削弱硫糖铝胃黏膜保护作用。

12. 分析：不合理。雷尼替丁作用可持续 12h，无须每天服用 4 次，早晚各服 1 次即可。

13. 分析：不合理。氨氯地平为治疗高血压的药物，属于诊断与用药不相符合。

14. 分析：不合理。西咪替丁为肝药酶抑制剂，可抑制氨茶碱在肝脏的代谢，使氨茶碱的半衰期延长，血药浓度增加，易中毒。

15. 分析：不合理。蒙脱石散是黏膜保护剂，兰索拉唑是质子泵抑制剂，联用会影响兰索拉唑的抑酸作用，如需联用蒙脱石散应于兰索拉唑服用 1h 后服用。

16. 分析：不合理。多潘立酮为促进胃动力药，抗胆碱药抑制胃肠蠕动，二者作用正好相反，如果合用，二者疗效均减低。

17. 分析：不合理。多潘立酮是胃动力药，促进食物在胃内排空，缩短胃蛋白酶在胃内的作用时间，影响胃蛋白酶的消化作用。

18. 分析：不合理。乳酶生为干燥活乳酸杆菌制剂，抗菌药诺氟沙星在杀灭病原微生物的同时会杀灭活乳酸杆菌，使之失效。

19. 分析：不合理。西咪替丁为药酶抑制剂，减慢华法林的代谢，增强其抗凝作用，可导致出血反应，合用时应适当调整用量。

20. 分析：不合理。西咪替丁可通过血-脑屏障，具有一定的神经毒性，如头痛、头晕、嗜睡等，与中枢抗胆碱药如山莨菪碱合用可加重中枢神经毒性反应。

第 6 章　呼吸系统常见病处方分析

1. 分析：合理。上呼吸道感染通常是由病毒引起的，利巴韦林为广谱抗病毒药，可阻止病毒的复制；对乙酰氨基酚能缓解呼吸道感染引起的头痛、发热等症状。

2. 分析：不合理。氨茶碱和维生素 C 在同一容器中混合静脉滴注，将产生配伍禁忌。氨茶碱注射液偏碱性，在 $pH < 8$ 时氨茶碱不稳定，疗效降低，甚至形成结晶。维生素 C 注射液 pH 5.0~6.0，二者混合后，一方面可使维生素 C 被氧化、破坏；甚至析出氨茶碱；还可使茶碱解离度增大，不易被肾小管重吸收，排泄增加，降低血药浓度，疗效下降。故氨茶碱与维生素 C 不可置于同一容器中混合静脉滴注。

3. 分析：不合理。依诺沙星的代谢产物可抑制茶碱的脱甲基化，明显减少氨茶碱的清除，使其血药浓度升高,严重者出现恶心、呕吐等中毒症状。氨茶碱治疗窗狭窄,一般即使减量与能增强其作用的药物联用也应谨慎,两药应避免合用。

4. 分析:不合理。两种 β_2受体激动剂不宜联合应用,若联合应用在心血管系统中的协同作用使对心脏的毒性增大,可发生震颤、心悸,甚至心律失常等不良反应。

5. 分析:不合理。未说明用法用量。

6. 分析:合理。慢性支气管炎急性发作需要控制感染,阿莫西林克拉维酸钾片可以有效控制感染;祛痰止咳用溴己新;氨茶碱解痉平喘。3 种药物联合应用可以有效控制慢性支气管炎的急性发作。

7. 分析:不合理。小儿化痰止咳糖浆也含有麻黄碱,和麻黄碱片合用会使麻黄素过量,导致心悸、头痛、出汗、眩晕等不良反应加重。

8. 分析:不合理。10 岁以下的儿童宜使用中枢作用弱的止咳药。

9. 分析:不合理。丙酸倍氯米松气雾剂适用于轻症哮喘,重症哮喘应加用其他平喘药,如全身性皮质激素控制后再用本品治疗,但糖皮质激素可以诱发或加重癫痫,癫痫病史患者不宜用糖皮质激素。

10. 分析:不合理。色甘酸钠抑制肥大细胞释放过敏介质而发挥作用,但对已经释放的过敏介质无效,也无松弛支气管平滑肌的作用,适用于预防哮喘的发作,对正在发作的哮喘无效。

11. 分析:不合理。因为普萘洛尔阻断支气管平滑肌上的 β_2受体,收缩支气管,增加呼吸道阻力,可诱发或加重支气管哮喘;其次氨茶碱促进内源性肾上腺素及去甲肾上腺素的释放,兴奋支气管平滑肌 β_2受体间接舒张支气管平滑肌而平喘,普萘洛尔阻断 β_2受体,可拮抗氨茶碱的平喘作用。

12. 分析:不合理。左氧氟沙星对敏感菌所致的支气管炎疗效好,但因对幼年动物可引起轻度软骨组织损害,不宜用于妊娠期妇女和骨质未发育完全的小儿。

13. 分析:不合理。属于重复用药。复方锌布颗粒剂每包含葡萄糖酸锌 100mg, 布洛芬 150mg, 马来酸氯苯那敏 2mg;小儿氨酚烷胺颗粒,每袋含对乙酰氨基酚 0. 1g,盐酸金刚烷胺 0. 04g,人工牛黄 4mg,咖啡因 6mg,马来酸氯苯那敏 0. 8mg。其中布洛芬和乙酰氨基酚都属于非甾体抗炎药,一起用会增加不良反应;两种药都含有马来酸氯苯那敏,使其剂量增加。

14. 分析:不合理。泰诺感冒片含对乙酰氨基酚、马来酸氯苯那敏、氢溴酸右美沙芬、盐酸伪麻黄碱,盐酸伪麻黄碱为拟肾上腺素药,可选择性收缩血管,消除鼻咽部黏膜充血、肿胀,减轻鼻塞症状,但仍具有较弱的血管收缩、心率加快、升高血压和兴奋中枢等作用,高血压、心绞痛、冠心病患者禁用。

15. 分析:不合理。速效伤风胶囊含有对乙酰氨基酚、马来酸氯苯那敏、人工牛黄、咖啡因,对乙酰氨基酚可引起肝功能损害,不宜用于肝功能不全患者。

16. 分析:不合理。泰克胶囊含对乙酰氨基酚、马来酸氯苯那敏、盐酸金刚烷胺、人工牛黄、咖啡因,盐酸金刚烷胺禁用于孕妇。

17. 分析:不合理。上呼吸道感染绝大多数由病毒引起,细菌感染常继发于病毒感染之后。若单纯上呼吸道感染,未继发细菌感染,则不必使用抗菌药物,只需要针对病毒进行治疗,若出现细菌感染,才能使用抗生素。

18. 分析:不合理。愈美颗粒和复方甲麻口服液均含有氢溴酸右美沙芬,导致重复用药。

第 7 章 泌尿系统常见病处方分析

1. 分析:合理。呋塞米为强效利尿药,不良反应常见低血钾等,螺内酯为保钾利尿药,与呋塞米合用能加强利尿并减少钾的丢失。

2. 分析:不合理。呋塞米注射液不宜用5%葡萄糖注射液做溶媒。5%葡萄糖注射液的pH为3.2~5.5,而呋塞米注射液的pH为8.5~10,在葡萄糖注射液偏酸性的环境中呋塞米易发生沉淀。

3. 分析:合理。碳酸氢钠造成的碱性环境可使庆大霉素的抗菌活性增强。

4. 分析:不合理。乌洛托品是甲醛与氨的缩合物,本身无抗菌作用。口服后从肾排泄,在酸性尿液(pH<5.5)中分解出甲醛,在尿道中发挥抗菌活性,用于磺胺及抗生素有耐药性的尿路感染,若同服碱性药物碳酸氢钠则不利于乌洛托品发挥作用。

5. 分析:不合理。甘露醇在常温下溶解度为1∶5.5,临床上所使用的20%甘露醇注射液系过饱和溶液,在冬季温度比较低的情况下易析出结晶。如果加入氯化钠或氯化钾,由于盐析作用可使甘露醇析出结晶,静滴时可引起血管栓塞,不能合用,应分别静脉滴注。

6. 分析:不合理。因庆大霉素和呋塞米均可引起耳毒性,二者合用会增加耳毒性,且停药后仍可发展至耳聋。

7. 分析:不合理。泼尼松和氢氯噻嗪均可导致低血钾,易诱发地高辛中毒。地高辛安全范围较小,一般治疗量已接近中毒量的60%,应避免诱发地高辛中毒的各种危险因素,如低血钾等。

8. 分析:不合理。呋塞米和氢氯噻嗪均为排钾利尿药,醋酸泼尼松也有潴钠排钾的作用,使患者出现明显的低血钾,必须同时补钾,且在治疗中应密切监测电解质。

9. 分析:合理。罗红霉素为大环内酯类抗生素,对革兰阳性菌(如链球菌等)有较强的抑菌作用,治疗急性肾小球肾炎常可获得较好疗效。

10. 分析:不合理。依那普利为血管紧张素转化酶抑制剂,使血管紧张素Ⅱ生成减少,从而减少醛固酮的分泌,使血钾升高,螺内酯通过拮抗醛固酮受体发挥保钾排钠的利尿作用,两药合用易导致血钾升高而致钾中毒。

11. 分析:不合理。卡托普利为血管紧张素转化酶抑制剂,使血管紧张素Ⅱ生成减少,从而减少醛固酮的分泌,使血钾升高,螺内酯通过拮抗醛固酮受体发挥保钾排钠的利尿作用,两药合用易导致血钾升高而致钾中毒。

12. 分析:合理。尿路感染的病原体多为大肠埃希菌,可选用磺胺类,同服等量的碳酸氢钠碱化尿液,增加磺胺在尿中的溶解度,减轻肾毒性。

13. 分析:不合理。因为氨苯蝶啶为保钾利尿药,合用引起高血钾症。

14. 分析:合理。氢氯噻嗪为排钾利尿药,螺内酯为保钾利尿药,合用后疗效增强,不良反应减轻。

第8章　血液与造血系统常见病处方分析

1. 分析:不合理。维生素C有助于+3价铁还原为+2价铁,促进铁的吸收,但四环素可与硫酸亚铁形成配位化合物,影响铁的吸收,也妨碍四环素发挥作用。

2. 分析:不合理。复方甲地孕酮为口服避孕药,在用药期间应用肝素,口服避孕药中含的雌激素可使凝血因子Ⅱ、Ⅶ、Ⅹ等凝血因子浓度增加,使肝素的抗凝作用减弱。

3. 分析:不合理。因为保泰松也有较强的血浆蛋白结合力,可与华法林竞争血浆蛋白,使游离的华法林的浓度增加,易导致出血。

4. 分析:不合理。苯乙双胍抑制参与华法林代谢的肝药酶,使华法林血浆浓度升高,抗凝作用增强,有可能导致出血。

5. 分析:不合理。"恶性贫血"是由于胃黏膜"内因子"缺乏导致维生素吸收 B_{12} 障碍引起的,给药方法不合理,应注射维生素 B_{12},常肌内注射,每次 0.1mg,每日 1 次。与叶酸合用可纠正血象。

6. 分析:不合理。维生素 K_1 为醌式结构,具有氧化性;而维生素 C 含烯醇结构,具有还原性,两药配伍产生氧化还原反应,两药宜分别使用,维生素 K_1 静脉滴注,1 次/日;维生素 C 可改口服,3 次/日。

7. 分析:不合理。垂体后叶素内含催产素和加压素,能直接作用于血管平滑肌,使肺血管收缩,对肺出血有较好的止血效果。但垂体后叶素也能引起冠状动脉收缩,可导致心肌缺氧,加重冠心病。

8. 分析:不合理。西咪替丁为药酶抑制剂,减慢华法林的代谢,增强其抗凝作用,可导致出血反应,合用时应适当调整用量。

9. 分析:不合理。氨甲苯酸和氨甲环酸同为抗纤维蛋白溶解药,合用不仅会增加不良反应,还造成浪费。

10. 分析:不合理。叶酸对抗药如甲氨蝶呤、乙胺嘧啶等所致的巨幼红细胞贫血,由于二氢叶酸还原酶受抑制,故补充叶酸无效,需用甲酰四氢叶酸钙进行治疗。

11. 分析:不合理。复方氢氧化铝片每片含主要成分氢氧化铝 0.245g、三硅酸镁 0.105g、颠茄流浸膏 0.0026ml,氢氧化铝、三硅酸镁均影响铁的吸收,不宜与铁剂同时服用。

12. 分析:合理。氨甲环酸为抗纤维蛋白溶解的止血药,可用于上消化道出血。

13. 分析:不合理。牛黄解毒片含人工牛黄、黄芩、石膏等,其中石膏的主要成分是硫酸钙,钙离子能与铁离子在胃肠道形成溶解度低的复合物,降低铁的吸收,影响疗效。

14. 分析:合理。稀盐酸为还原性物质,可促进铁的吸收。

15. 分析:合理。营养缺乏导致的巨幼红细胞性贫血,以叶酸治疗为主,维生素 B_{12} 为辅。

第 9 章 内分泌系统常见病处方分析

1. 分析:合理。甲硫氧嘧啶通过抑制过氧化物酶的活性影响碘离子的活化,从而抑制甲状腺激素的合成,治疗甲亢。

2. 分析:合理。甲状腺功能减退症是由于各种原因导致甲状腺激素水平低下引起的,可通过补充甲状腺激素治疗。

3. 分析:不合理。利福平为肝药酶诱导剂,增强药酶活性,使泼尼松代谢加速,作用减弱。

4. 分析:合理。氢氯噻嗪可缓解尿崩症患者的烦渴等症状,产生抗利尿作用,治疗尿崩症。

5. 分析:合理。二甲双胍为双胍类降糖药,通过抑制葡萄糖的吸收及糖原异生、促进组织摄取葡萄糖发挥降糖作用,尤适用于肥胖者的 2 型糖尿病患者。

6. 分析:不合理。阿司匹林可与格列本脲竞争血浆蛋白,使游离型的格列本脲浓度增加,易导致低血糖反应。

7. 分析:合理。普萘洛尔作为治疗甲亢的辅助药与硫脲类药物甲巯咪唑合用可增强疗效。

8. 分析:不合理。因麦角新碱兴奋子宫作用强大,对子宫体和子宫颈的兴奋作用无明显差异,不利于胎儿娩出,不宜用于催产和引产。

9. 分析:不合理。阿司匹林要使用大剂量才能发挥抗炎作用,对风湿性关节炎的用量为每日 3~5g,该处方剂量太小;治疗风湿性关节炎首先选用非甾体类抗炎药,不能控制时再选用甾体类抗炎药。而此患者以用甾体类抗炎药不能控制症状,再使用非甾体类抗炎药治疗意义不大。

10. 分析:不合理。用胰岛素的同时用普萘洛尔,易致低血糖,由于低血糖所致的代偿性交感神经活动的增强被普萘洛尔抑制,使低血糖症状不易察觉,应警惕。

11. 分析:不合理,因两种药都可损害胃黏膜,甚至诱发胃溃疡。

12. 分析:合理。甲亢危象发展快,病死率高应立即抢救。口服丙硫氧嘧啶可减少甲状腺激素的合成与转化,大剂量碘抑制甲状腺激素释放,普萘洛尔可降低周围组织对甲状腺激素的反应,氢化可的松纠正危象时可能存在的相对肾上腺皮质功能不全的应激反应。

13. 分析:不合理。两药合用易导致低血糖,普萘洛尔可抑制由于低血糖所致的代偿性交感神经活动增强的症状,使低血糖症状不易察觉。

14. 分析:不合理。氢氯噻嗪可使血糖升高,不适合用于糖尿病患者。

15. 分析:不合理。消渴丸为复方制剂,其中含有格列本脲,优降糖为格列本脲的别名,联合应用造成格列本脲过量,容易引起低血糖反应。

16. 分析:合理。胰岛素适用于胰岛素依赖型(即1型)糖尿病人。

第10章　常见感染性疾病处方分析

1. 分析:不合理。未说明用法及用量。

2. 分析:不合理。抗生素应用时间间隔不合理,β-内酰胺类抗生素的头孢拉定属于时间依赖型抗生素,一天给药一次疗效不佳,反而容易引起耐药细菌生长。

3. 分析:不合理。未用通用名,也没说明药物规格。

4. 分析:不合理。蒙脱石散可吸附和固定消化道的病毒、细菌及其产生的毒素和气体等,不利于头孢羟氨苄发挥抗菌作用,可以先服用头孢羟氨苄 1h 后再服用蒙脱石散,这样互不影响疗效。

5. 分析:不合理。阿司匹林竞争性抑制青霉素自肾小管的排泄,使青霉素的血药浓度增高,血浆半衰期延长,应适当调整剂量。

6. 分析:不合理。金双歧是活菌制剂,含双歧杆菌、嗜酸性乳杆菌和肠球菌,与抗菌药合用导致金双歧失效,故两药应分开服用。

7. 分析:不合理。克拉霉素和阿奇霉素同属大环内酯类抗菌药物,两药作用机制相同,同时使用不能产生协同抗菌作用,反而增加不良反应,属于重复用药。

8. 分析:不合理。阿奇霉素和林可霉素作用机制相似,都是与细菌核蛋白体的50S亚基结合,从而抑制蛋白质合成,合用会产生拮抗作用。

9. 分析:不合理。头孢唑啉为第一代头孢菌素,可引起肾小管坏死,呋塞米也可引起肾小管上皮变性,两者合用增强肾毒性。

10. 分析:不合理。青霉素在 pH 为 6~7 的近中性溶液中比较稳定,酸性或碱性溶液中均可加速其分解,5%葡萄糖偏酸性(pH 在 3.2~5.5),青霉素溶于其中会有一定程度的分解。

11. 分析:不合理。青霉素类药物属于繁殖期杀菌剂,对静止期细菌几乎无作用。罗红霉素属于快速抑菌剂,与青霉素合用,会使细菌生长繁殖受到抑制,不利于青霉素发挥作用。

12. 分析:不合理。氯琥珀胆碱属除极化肌松药,庆大霉素具有神经肌肉阻滞作用,与琥珀胆碱合用表现为协同作用,甚至引起呼吸肌麻痹。

13. 分析:不合理。异烟肼和对氨基水杨酸钠联合应用可延缓耐药性的产生,产生协同作用;维生素 C 可促进铁的吸收。但多价金属阳离子可与异烟肼在肠道形成螯合物,不利于异烟肼的吸收。

14. 分析:合理。合用可取得协同作用,还可以使抗菌谱扩大。青霉素为繁殖期杀菌剂,可使细菌的生长繁殖处于静止期,有利于静止期杀菌剂的庆大霉素发挥作用;青霉素抑制细菌细胞壁的合成,还有利于庆大霉素进入细胞发挥作用。

15. 分析:不合理。诺氟沙星属于氟喹诺酮类,虽对肠道感染效果好,但在幼年实验动物中发现引起关节软骨病变,故不可用于儿童。

16. 分析:不合理。庆大霉素为氨基糖苷类抗生素,具有耳毒性,不能直接滴耳,否则加重耳毒性。

17. 分析:不合理。诺氟沙星与钙尔奇 D 同时服用,诺氟沙星可与钙尔奇 D 中的钙离子形成一种不溶性配合物,两者合用可使钙片失去作用,同时也降低诺氟沙星的抗菌活性。

18. 分析:不合理。呋喃妥因是弱酸,在酸性尿中大部分呈非离子型,排泄较慢,抗菌作用强,所以不宜与碱性药物碳酸氢钠同服。

19. 分析:合理。3 种药物联用既可提高疗效,有可延缓耐药性的产生。

20. 分析:不合理。甲硝唑可透过胎盘进入胎儿体内,孕妇禁用。

21. 分析:不合理。左氧氟沙星与碳酸氢钠联用,碳酸氢钠为碱性,可降低左氧氟沙星在尿中的溶解度,导致结晶尿和肾毒性,应避免同服。

第 11 章　传出神经系统药物

案例 2

提示:

1. 患者因注射青霉素出现了过敏性休克,是一种强烈的全身性过敏反应,首选药物是肾上腺素,因其能激动 α、β 受体,收缩血管、兴奋心脏而升高血压,又能缓解支气管痉挛而改善呼吸,配合有抗过敏作用的糖皮质激素氢化可的松可提高疗效。

2. 心脏骤停时要使用刺激心脏的药物为主,但是去甲肾上腺素和异丙肾上腺素主要对血管的选择性强,对心脏的选择性不及肾上腺素。

案例 3

提示:

1. 急性闭角型青光眼的发生,是由于眼内房角突然狭窄或关闭,房水不能及时排出,引起房水涨满、眼压急剧升高而造成的。多见于女性和 50 岁以上老年人,男女之比约为 1:2。毛果芸香碱为 M 受体激动剂,可使房水易于进入血液循环,降低眼内压。

2. 压迫内眦,防止药物吸收。

案例 4

提示:

1. 重症肌无力是一种神经-肌肉接头部位因乙酰胆碱受体减少而出现传递障碍的自身免疫性疾病。临床主要特征是局部或全身横纹肌于活动时易于疲劳无力,经休息或用抗胆碱酯酶药物后可以缓解。新斯的明是一种抗胆碱酯酶药,对骨骼肌兴奋作用强,因此可治疗重症肌无力。

2. 过量可产生恶心、呕吐、腹痛、肌肉颤动等,其中 M 受体激动症状可用阿托品对抗。本药禁用于机械性肠梗阻、尿路梗阻和支气管哮喘患者。

案例 5

提示:

1. 肾上腺素、阿托品、异丙肾上腺素等。

2. 去甲肾上腺素稀释后口服,因其收缩血管作用强,尤其皮肤黏膜血管。常用于对上消化道出血的治疗。

3. 后阿托品，短效，不良反应较阿托品小。

4. 异丙肾上腺素。

案例 6

提示：

雷诺综合征，又称肢端动脉痉挛症，是由于支配周围血管的交感神经功能紊乱引起的肢端小动脉痉挛性疾病。常于寒冷刺激或情绪激动等因素影响下发病，表现为肢端皮肤颜色间歇性苍白、发绀和潮红的改变。酚妥拉明为 α 受体阻断药，可扩张血管，对外周血管痉挛性疾病有明显疗效。

案例 7

提示：

普萘洛尔为 β 受体阻断药，虽然可以降低血压，但同时可阻断支气管平滑肌上的 β_2 受体，使支气管平滑肌收缩，可诱发或加重哮喘。

案例 8

提示：

1. 死亡原因考虑为心脏骤停。

2. 普萘洛尔为 β 受体阻断药，长期用药后 β 受体上调，突然停药可产生反跳现象，使心脏兴奋性增强，容易发生恶性心律失常，如室颤、室性心动过速等，故停药时应逐渐减小剂量至停药。

案例 9

提示：

多巴胺，可激动 α、β 和 DA 受体，在强心升压的同时，也可使肾脏血管舒张，有排钠利尿作用。

第 12 章　麻　醉　药

案例

提示：

病例 1 和病例 2 可用哌替啶加阿托品，哌替啶有强大的镇痛作用，成瘾性比吗啡小，但是可引起胆道平滑肌和括约肌收缩，升高胆道和胆囊内压，因此需与阿托品合用增强疗效，阿托品是 M 受体阻断药，能松弛内脏平滑肌，缓解内脏绞痛。但不能长期使用，以防成瘾性的发生。

病例 3 可用麻黄碱，麻黄碱作用与肾上腺素相似但较弱，可用以防止腰麻引起的低血压和心动过缓，但短期内反复使用易产生快速耐受性。

第 13 章　镇静催眠药

案例 1

提示：

硫喷妥钠为巴比妥类药物，当一次吞服大量或静脉注射过快均可致急性中毒，对呼吸中枢有明显的抑制作用，主要表现为呼吸抑制，血压下降、深度昏迷等症状。抢救原则：清除毒物（洗胃或导泻），维持呼吸循环功能，碱化血液或尿液，血液透析等措施。

案例 2

提示：

1. 患者在长期大量使用苯二氮䓬类药物后产生了耐受性和依赖性，突然停药后出现了戒断症状。

2. 虽然苯二氮䓬类药物的依赖性较巴比妥类药物轻,但长期大量用药后仍然会出现,所以应避免长期、反复、大量使用,患者不应自行加大药量。

案例 3

提示:

1. 地西泮为酸性药物,用4%碳酸氢钠碱化血液后,可抑制地西泮的重吸收,促进其排出以治疗药物中毒。

2. 氢化可的松是糖皮质激素类药物,可抗休克,可拉明又称尼可刹米,和山梗菜碱都是呼吸兴奋药,可兴奋呼吸中枢,用于各种原因引起的呼吸抑制。

第14章 抗精神失常药

案例 1

提示:

1. 氯丙嗪除了具有抗精神病、镇吐等作用外,尚有阻断M受体和α受体的作用,阻断α受体引起低血压。

2. 氯丙嗪有明显的阻断α受体的作用,可翻转肾上腺素的升压作用,反而使血压更低。可用去甲肾上腺素升高血压。

案例 2

提示:

1. 患者表现为精神分裂症,患者出现了以精神障碍为主的一系列症状。

2. 首选药物为氯丙嗪,因为氯丙嗪能阻断中脑-边缘和中脑-皮质系统的多巴胺受体,发挥其抗精神病的作用,能缓解兴奋、妄想、幻觉及躁狂、攻击状态。但该药物起效较慢,可诱发癫痫发作,警惕锥体外系反应。

第15章 抗癫痫药

案例 1

提示:

癫痫:是由于不同病因引起的大脑神经元异常高频放电并向周围扩散而出现的暂时性、突发性大脑功能失调综合征。其特征是突然和一过性症状,由于异常放电的神经元在大脑中的部位不同,而有多种多样的表现。癫痫大发作时病人突然意识丧失,发出叫声,跌倒在地,全身肌肉强直性痉挛,继而转为阵发性抽搐,抽搐时面色青紫,口吐白沫,大小便失禁,呼吸肌痉挛而致呼吸暂停等,持续1~3min,抽搐停止后,病人意识恢复或进入沉睡状态,1~2h后苏醒,但清醒后对发作过程全无记忆,病人常感头痛、头晕,全身酸痛和乏力等。大发作宜选用:卡马西平、苯妥英钠、苯巴比妥、丙戊酸钠。一般可选择口服,严重者宜静脉注射。

案例 2

提示:

1. 卡马西平在大剂量下出现消化道反应和神经系统反应如嗜睡等。

2. 一般不主张联合苯二氮䓬或巴比妥类药物,而选择一种新的抗癫痫药物如加巴喷丁等联合治疗更有意义。

第16章　抗帕金森病药

提示：

虽然帕金森病是由于多巴胺能神经元发生退行性变，使脑内DA能神经功能不足，胆碱能神经占优势所致，但该患者出现的帕金森综合征是长期使用氯丙嗪治疗精神病后出现的不良反应，原因是阻断了DA受体，使脑内胆碱能相对增强导致。因此，应使用中枢抗胆碱药来治疗，如苯海索。

第17章　镇　痛　药

案例1

提示：

氯丙嗪与哌替啶、异丙嗪组成“冬眠合剂”，可使患者体温、基础代谢及组织耗氧量降低，这种状态称为“人工冬眠”，有利于提高机体对缺氧的耐受力，该患者为严重高热的流脑患者，用人工冬眠疗法可为患者的治疗争取治疗时间。

案例2

提示：

1. 患者症状显示有急性心肌梗死表现，吗啡对于急性心肌梗死引起的剧烈疼痛，不仅可以止痛，还可以减轻患者焦虑情绪和心脏负担。

2. 连续用药不能超过1周。

第18章　解热镇痛药

案例1

提示：

患者服用的吡罗昔康和保泰松均属非甾体抗炎药，均有引起消化道刺激症状的不良反应，而联合用药时因相互作用而使不良反应增加。建议患者停用所有药物，待胃肠功能恢复后如再出现腰痛，可服用其中一种抗炎药。非甾体类抗炎药除有胃肠刺激外，还有加重肾脏负担的不良反应，所以服用此类药物应注意饭后服，多喝水，并避免长期服用。

案例2

提示：

1. 小儿速效感冒颗粒剂成分中含有咖啡因，对中枢有兴奋有作用，幼儿高热时易发生惊厥，故不宜选用含咖啡因的复方解热药。

2. 苯巴比妥是镇静催眠药，用于小儿高热或者中枢兴奋药引起的惊厥。

第19章　抗高血压药

案例1

提示：

1. 若非药物治疗无效，需药物治疗。

2. 血压控制不佳导致靶器官损害，出现左心室肥厚。若继续发展可能导致心功能减退和(或)心律失常。

3. ACEI/ARB。

案例 2

提示：

西咪替丁为肝药酶抑制剂，能使硝苯地平在体内的代谢速度减慢，血药浓度升高，降压作用增强，血压下降过快从而反射性地兴奋交感神经，引起心率加快。

案例 3

提示：

卡托普利有首剂现象，25mg 剂量过大，又同时给予利尿剂，出现直立性低血压。应从小剂量逐步调整剂量。

第 20 章　抗心绞痛药

案例 1

提示：

1. 冠心病心绞痛。
2. 硝酸甘油 0.5mg，舌下含化。
3. 先快后慢、联合用药、掌握剂量、交替用药和逐渐停药。
4. 硝酸甘油：扩张血管，降低心肌耗氧量。

普萘洛尔：阻断 β 受体，降低心肌耗氧量，减慢心率。

5. 硝苯地平 10mg×30。

sig：10mg tid po。

6. 复方丹参片、复方丹参滴丸。

案例 2

提示：

患者近期频发心绞痛的真正原因是服药方法和服药剂量不对。硝酸甘油长期使用后可产生耐药性，从而影响急救效果，因此不宜连续大量使用。此外，硝酸甘油的药物效果只能维持 30min，所以把它作为冠心病心绞痛的预防用药，肯定是不合适的，临床上仅将其作为心绞痛发作时的急救药也是这个道理。

案例 3

提示：

1. 扩张外周血管，降低心肌耗氧量；舒张冠状血管，改善心肌缺血区供血。
2. 硝酸甘油口服吸收缓慢，首关消除明显，生物利用度仅为 8%，不宜口服给药。而舌下含服吸收迅速完全，生物利用度为 80%。

第 21 章　抗慢性心功能不全药

案例 1

提示：

患者肾功能减退，地高辛从肾清除减慢，半衰期延长，血药浓度升高，出现毒性反应。

案例 2

提示：

利福平为药酶诱导剂，可加快地高辛代谢，降低地高辛血药浓度，疗效降低。建议两药合用时,地高辛剂量增加50%。

案例3

提示:

地高辛是洋地黄强心苷类治疗心衰的有效药物,但是治疗窗窄,随意增减剂量可致地高辛剂量不足或药物过量中毒,胃肠道反应为最常见的早期中毒症状,包括厌食、恶心、呕吐和腹泻等,一旦出现应及时停药。因此,我们应加强对老年患者等特殊群体的药学服务。

案例4

提示:

1. 强心、利尿、扩血管。

2. 强心苷类正性肌力药,该药可增强心肌收缩力、减慢心衰患者的心率,降低耗氧量,减慢房室结传导,还有利尿和扩血管作用。

3. 可能出现

(1) 胃肠道反应:最常见的早期症状,应注意补钾或者停药。

(2) 神经系统反应及视觉异常:眩晕、头痛、黄视、绿视及视物模糊。

(3) 心脏毒性:最严重的毒性反应,可表现为快速型心律失常、房室传导阻滞和窦性心动过缓。

防治措施:禁钙补钾,明确中毒先兆和停药指征,一旦出现及时停药。

第22章 利尿药和脱水药

案例1

提示:

1. 氢氯噻嗪为排钾利尿药,低钾可诱发地高辛中毒。

2. 可选用螺内酯等保钾利尿药,以避免低钾血症,使用过程中注意监测血钾浓度。

案例2

提示:

呋塞米、氢氯噻嗪均为排钾利尿剂,醋酸泼尼松也有保钠排钾作用,会加重泼尼松发生中毒的可能,所以用药过程中必须补钾。

案例3

提示:

呋塞米,尤其是氢氯噻嗪均可影响糖耐量,促使血糖升高,糖尿病患者慎用这类利尿药。如需应用时,也应掌握利尿药的剂量或调整降糖药的剂量。长期用利尿药也可增加血尿酸的浓度,诱发痛风。

案例4

提示:

妥布霉素是氨基糖苷类药物,对耳、肾等器官均有毒性;呋塞米是强效利尿药,使水分大量排出,妥布霉素的血药浓度增高,加重耳毒性。此外,呋塞米本身也可致耳毒性。

第23章 血液及造血系统疾病用药

案例1

提示:

口服铁剂及食物中的铁均以 Fe^{2+} 的形式在十二指肠及空肠上段吸收。胃酸、维生素C、果糖、半胱氨酸等促进 Fe^{3+} 还原为 Fe^{2+}，有利于铁的吸收；含鞣质的药物或饮食、高磷、高钙、抗酸药、四环素妨碍铁的吸收。浓茶含有鞣酸，所以不宜同时服用而影响铁的吸收。

案例 2

提示：

链激酶能激活体内纤维蛋白溶解系统，使血栓表面纤溶酶原转化成纤溶酶，直接溶解血栓，但是只是对急性期（6h 内）血栓效果好，用药越早效果越好，24 小时后的血栓几乎无效。

案例 3

提示：

缺铁性贫血。给予硫酸亚铁等补充治疗。

案例 4

提示：

1. 亚叶酸钙。

2. 甲氨蝶呤为二氢叶酸还原酶抑制剂，直接应用叶酸无效。

3. 缺铁性贫血：铁剂；

巨幼红细胞性贫血：叶酸，维生素 B_{12}；

恶性贫血：注射维生素 B_{12}。

案例 5

提示：

1. 胃大部分切除后影响了铁和维生素 B_{12} 的吸收。

2. 若重度贫血可输血治疗，若轻中度贫血可补充造血原料（如铁和叶酸等），必要时可以注射促红细胞生长素。

3. 注意影响铁吸收的因素。

案例 6

提示：

1. 肝素过量引起的自发性出血是最常见的不良反应。

2. 硫酸精蛋白。

3. 增强抗凝血酶Ⅲ的抗凝作用而发挥作用的。

第 24 章　组胺受体阻断药

案例

提示：

1. 可选用 H_1 受体阻断药，荨麻疹俗称风团，主要由于患者接触过敏原之后发生抗原抗体反应，导致肥大细胞和嗜碱性细胞脱颗粒，释放过敏介质的化学介质，如组胺、缓慢反应物、嗜酸粒细胞趋化因子等，这些过敏介质性物质作用于皮肤、胃肠道及呼吸道黏膜等靶器官，引起血管通透性增高，微血管扩张充血，血浆外渗，组织水肿，腺体分泌亢进及中性粒细胞增多等，进而导致各种相应临床表现。H_1 受体阻断药可对抗组胺引起的 H_1 受体效应。

2. 最好选用 H_2 受体阻断药，因为此类药物无明显的中枢抑制现象，适宜于从事长途运输的司机使用。尽量不选用第一代 H_1 受体阻断药，因为此类药物有明显的中枢抑制现象，若司机使用，可增加交通事故发生的可能性。

3. 晕动病及呕吐，失眠。

第25章 消化系统疾病用药

案例 1

提示：

1. 消化性溃疡。

2. 上腹疼痛呈反复周期性发作，乃为此种溃疡的特征之一，尤以十二指肠溃疡更为突出。溃疡疼痛与饮食之间的关系具有明显的相关性和节律性。十二指肠溃疡的疼痛好在二餐之间发生，持续不减直至下餐进食或服制酸药物后缓解。一部分十二指肠溃疡病人，由于夜间的胃酸较高，尤其在睡前曾进餐者，可发生半夜疼痛。胃溃疡疼痛的发生较不规则，常在餐后 0.5～1h 内发生，经 1～2h 后逐渐缓解，直至下餐进食后再复出现上述节律。多呈钝痛、烧灼痛或饥饿样痛，一般较轻而能耐受，持续性剧痛提示溃疡穿透或穿孔。十二指肠溃疡则在餐后 2～4h 发生疼痛（即饥饿性疼痛），持续至下一餐进食后才缓解。

3. 幽门螺杆菌和非甾体抗炎药是损害胃十二指肠黏膜屏障从而导致消化性溃疡发病的最常见病因。

案例 2

提示：

因为乳酶生不宜与抗菌药合用，会使其疗效减弱。

案例 3

提示：

老年萎缩性胃炎患者，胃黏膜壁细胞功能减退，胃酸分泌不足，影响食欲及消化功能，再长期服用胃得乐（含 $NaHCO_3$，$MgCO_3$）药物，使胃酸分泌更少，而排便次数明显增多，影响吸收，产生不良后果。故对萎缩性胃炎胃酸分泌功能减退的患者，不宜长期服用制酸药。

案例 4

提示：

慢性浅表性胃炎的临床表现缺乏特异性。不同的患者临床表现各有差异，有的患者可无临床症状，多数患者可有上腹部疼痛，食后饱胀、食欲不振及嗳气等，且症状时轻时重，可反复发作或长期存在。

最常见症状是上腹疼痛，约占 85%，且上腹部疼痛多数无规律，一般为弥漫性上腹部烧灼痛、隐痛、胀痛等。常因进冷食、硬食、辛辣或其他刺激性食物而症状加重，少数与气候变化有关。

慢性浅表性胃炎一般采用雷尼替丁+庆大霉素口服治疗，效果好，副作用少，复发率低。若患者上腹疼痛明显，可加服山莨菪碱或硝苯地平，疼痛缓解后停用。

心痛定又称硝苯地平，钙离子拮抗剂，具有松弛平滑肌，扩张冠脉的功能，故可缓解多种急症，且服用方便，副反应小，是家庭必备的应急良药、可用于偏头痛、痛经、哮喘、打嗝、心绞痛、高血压急症、急性胃肠痉挛等疾病的治疗。患者出现上腹部痉挛性疼痛，故将硝苯地平 10mg 舌下含服或用温开水送服，因硝苯地平既能松弛平滑肌，又能降低胃肠内压，故有较好的解痉止痛作用。

案例 5

提示：

糖尿病患者有便秘不应该用硫糖铝，有加重便秘的危险；多潘立酮与胃黏膜保护药同时服用，会减少胃黏膜保护剂在胃内的滞留时间，削弱胃黏膜保护药的疗效。

案例 6

提示：

因为硫酸镁可抑制中枢，故中枢抑制药中毒时不宜选用其导泻，应选用硫酸钠导泻，防止中毒加重。

第 26 章 呼吸系统疾病用药

案例 1

提示：

应考虑为呼吸道感染的可能，必须及时给予抗菌、消炎、抗过敏等处理。特布他林、沙丁胺醇两者为β_2受体激动药，但可引起心悸，心率快者慎用。美托洛尔阻断β_2受体，支气管平滑肌收缩，出现哮喘持续状态。

案例 2

提示：

色甘酸钠气雾剂。该药既无松弛支气管平滑肌作用，也不能直接拮抗组胺或白三烯等过敏介质，亦无抗炎作用，主要通过稳定肥大细胞膜，阻止肥大细胞释放过敏介质而用于支气管哮喘的预防性治疗。

案例 3

提示：

因为色甘酸钠主要用于预防各型支气管哮喘发作，对正在发作的哮喘无效。

第 27 章 肾上腺皮质激素类药

案例 1

提示：

醋酸泼尼松治疗以每日分次投药效果最好，但副反应较大，故可在症状控制后，将醋酸泼尼松的剂量改为每日 1 次晨间顿服，然后逐步减量，直至最小维持量，副反应可能会减轻。

案例 2

提示：

在安排长程疗程糖皮质激素治疗前，对患者既往病史了解不够仔细，糖皮质激素可使结核病扩散。有人主张对有结核病史或结核菌素皮试阳性者，在用 GCS 同时给予抗结核治疗。

案例 3

提示：

因为泼尼松为前体药物，需要在肝脏转化为泼尼松龙才能发挥作用，对于肝功能不全的患者，若换为泼尼松龙可减少肝脏的负担。

案例 4

提示：

1. 在应用足量、有效的抗菌药的同时，大剂量应用糖皮质激素，因其能增加机体对有害刺激的耐受性，减轻中毒症状，使机体渡过危险期。病毒感染一般不用，因为目前没有有效的抗病毒药物，但对于严重的病毒感染，主张短期大量应用糖皮质激素。

2. 抗炎、抗免疫、抗毒、抗休克、对血液和造血系统的影响、退热、兴奋中枢、对代谢的影响。

第28章 甲状腺激素及抗甲状腺药

案例1

提示：

丙硫氧嘧啶抑制甲状腺激素的合成，抑制外周组织中T_4转化为T_3，是甲亢内科治疗的首选药。普萘洛尔是甲亢及甲状腺危象的辅助治疗药，可使甲亢患者的心率减慢，血压降低，焦虑症状减轻。

案例2

提示：

术前宜先服硫脲类药物，使甲状腺功能恢复或接近正常，以减少麻醉和手术后并发症，防止术后发生甲状腺危象。但用硫脲类后会使腺体增生，组织充血，故应在术前两周左右同时合用大剂量碘剂，使腺体缩小，变硬，便于手术。

第29章 胰岛素及口服降血糖药

案例1

提示：

甲磺吡脲为第二代磺酰脲类降糖药，口服吸收快，3～4h血药浓度达高峰，半衰期10～12h，代谢后大部分从肾脏排出。

本案例为老年患者，半衰期延长，排泄减慢。患者病程长，肾功能估计有一定减退，加上保泰松与磺酰脲类药发生竞争性置换、增强其降糖作用的保泰松，以致甲磺吡啶血药浓度过高、血糖骤降而出现低血糖昏迷。此外，复方新诺明片，西咪替丁胶囊可使格列吡嗪片血药浓度升高，出现低血糖昏迷。硝苯地平片、环丙沙星注射液与氨茶碱注射液联用，也可使后者血药浓度升高而导致发生相应的不良反应。

案例2

提示：

该患者血糖水平已达到糖尿病的诊断标准，但在过去的诊断上不能仅凭尿糖阳性就做出诊断，多种原因都可导致尿糖阳性，应检查血糖。而在药物治疗上，仅给二甲双胍并不适当，更不能自行停药。

案例3

提示：

二甲双胍加磺酰脲类或促胰岛素分泌剂，若存在胰岛素抵抗可加用噻唑烷二酮衍生物（比如太罗）。

第30章 抗 生 素

案例1

提示：

庆大霉素有较强的肾毒性，不宜与呋塞米等利尿药合用，以免增加肾毒性。呋塞米与地高辛联用应适当补钾，警惕地高辛中毒。

案例2

提示：

呼吸道感染一般以革兰阴性杆菌多见，选用青霉素类效果不佳。对于此类慢性疾病，免疫功能低下，一旦发生感染，应立即选用广谱杀菌剂，或联合用药提高疗效。

案例 3

提示：

患者高龄，庆大霉素每日总量 48 万单位，远远超过常规用量。革兰阴性败血症不宜选用青霉素类药物，属选药不当。当青霉素与氯霉素同时使用时，应选青霉素，后用氯霉素，两者不能放在同一容器中静滴。

案例 4

提示：

手术前后多日，多次用药，不仅浪费药物，而且造成细菌耐药。对术后预期感染率超过 5% 的外科手术应采用抗生素预防术后感染，但最佳时间是在麻醉诱导期做切前 30min 静脉给药，宜选杀菌剂。术后即便要用，在时间上，也应该控制在 24～48h 内。

案例 5

提示：

第 3 代头孢，应用于较重感染，该患者用药指标不够。

案例 6

提示：

患者年迈，肾功能减退，血尿素氮升高，选用大剂量有肾毒性的庆大霉素不妥。另外，血钾已升高，仍予青霉素钾，有诱发高血钾的危险。

案例 7

提示：

头孢唑啉属一代，有肾毒性。呋塞米也有肾毒性，入院时患者检查已发现有肾功能减退，不应选用有肾毒性的抗菌药物。

案例 8

提示：

头孢唑啉钠为第一代头孢，具有一定肾脏毒性，联用其他对肾脏有损害的药物时，则毒副作用增强，泌尿系疾病患者尤其如此，胃炎胶囊内含有庆大霉素，不宜与头孢唑林钠合用。

案例 9

提示：

该患儿初服盐酸吗林胍片未见明显好转，医生遂考虑为细菌感染属误诊，进一步联用多种抗菌药物，最终导致患儿并发假膜性肠炎。上呼吸道感染多为病毒感染，一般不主张抗菌药物，除非有辅助检查证实存在细菌感染。对于单纯病毒感染，使用抗病毒药不一定能立竿见影，但不能因此就认为合并细菌感染。

案例 10

提示：

患者为革兰阳性菌引起的骨髓炎，建议改用克林霉素，因其在骨组织中分布的浓度高，能达到有效治疗的效果，并且该药对革兰阳性球菌有良好的作用。给药途径优选注射给药，当病情得到控制后再改为口服给药。

案例 11

提示：

1. 因为红霉素和林可霉素的抗菌机制均为抑制细菌蛋白质的合成，两药合用不仅存在竞争，也存在交叉耐药，因此不能联合使用。

2. 抑制细菌蛋白质的合成，不良反应有刺激性强、肝损害。

案例 12

提示：

1. 因为青霉素为有机酸，而庆大霉素为碱性，两药在同一容器中混合使用会发生配伍禁忌，使药效减弱不良反应增加。

2. 抑制细菌蛋白质的合成。主要不良反应有耳毒性、肾毒性、神经肌肉阻滞和过敏反应。

第 31 章　人工合成抗菌药

案例 1

提示：

患者为老年慢支炎，经常服用 SMZ Co，该药在肝脏内经乙酰化成为无效的乙酰化磺胺排出体外，因后者溶解度小，容易在尿中析出结晶，形成结晶尿、血尿等。氯化铵为弱酸药物，SMZ Co 的代谢在酸性下，更易析出结晶，不易排出，故 SMZ Co 不宜与酸性药物合用。

案例 2

提示：

氧氟沙星胶囊为喹诺酮类药物，该类药物的作用机制为抑制 DNA 的合成。动物实验表明能使幼龄动物承重关节损害，并能抑制四肢的生长发育，促使少数动物产生骨结构破坏。故建议在骨生长期、妊娠期、哺乳期妇女及婴幼儿禁用或限制性使用此类药物。可给予止咳药及青霉素类药物。

案例 3

提示：

尿路感染，可选择 SMZ-TMP、喹诺酮类，口服。如病情加重 i. v. 或 i. m. 庆大霉素或者妥布霉素、头孢唑啉、头孢噻肟等。

第 32 章　抗结核病药

案例

提示：

利福平是临床常用的抗结核药物之一，其不良反应主要有肝毒性、皮疹、药热，也可发生“流感症状群”等。本例患者口服常规剂量利福平 15min 后出现典型的急性喉水肿表现属罕见。急性喉水肿一旦发生，应立即停药并紧急处理，尽快使用肾上腺素、激素及其他抗过敏药物治疗，并密切观察病情变化，必要时做气管切开。作者认为，对既往有药物过敏史的患者，使用利福平时应警惕急性喉水肿的发生。

第 33 章　抗真菌药

案例

提示：

1. 鹅口疮是由白色念珠菌引起的口腔黏膜炎症，又称口腔念珠菌病，是婴幼儿常见的口腔炎，尤其在新生儿期该病较为常见。白色念珠菌在健康人皮肤上、肠道、阴道寄生。多由于乳具消毒不严，乳母奶头不洁或喂奶者手指污染所致；也可在出生时经产道感染；或见于腹泻、使用广谱抗菌素、肾上腺皮质激素的患儿。

2. 局部用药:鹅口疮比较容易治疗,可用制霉菌素研成末与鱼肝油滴剂调匀,涂搽在创面上,每4小时用药1次,疗效显著。

全身用药:症状严重的孩子也可口服一些抗真菌的药物,如制霉菌素或克霉唑等,进行综合治疗。

饮食卫生:保持餐具和食品的清洁,乳瓶、乳头、碗勺等专人专用,使用后用碱水清洗,煮沸消毒。母乳喂养者每次喂奶前,母亲应先洗手,清洁乳头。营养供给:应选择容易消化吸收、富含优质蛋白质的食物,并适当增加维生素B和C的供给,如动物肝脏、瘦肉、鱼类以及新鲜蔬菜和水果等。用弱碱性溶液如2%~5%碳酸氢钠(小苏打)清洗涂擦冰硼油(中药冰硼散做成糊状蜜剂)制霉菌素混悬剂等效果良好,加强营养特别适量增加维生素B_2和维生素C。婴儿室应注意隔离和哺乳的消毒以预防传播。

第34章 抗寄生虫药

案例1

提示:

1. 疟疾。

2. 疟疾治疗不仅是解除患者的疾苦,同时也是为了控制传染源、防止传播。现症病人要及时发现、及时根治。间日疟采用氯喹和伯喹(氯伯)治疗。恶性疟可单服氯喹。对间日疟患者,抗复发治疗可用伯喹。在恶性疟对氯喹产生抗性地区(如海南省、云南省)宜采用几种抗疟药合并治疗方案,如青蒿素、咯萘啶与磺胺多辛和乙胺嘧啶合用。

抗疟药种类很多,按其对疟原虫生活史各期作用的不同,主要有以下几类:

(1) 杀灭红细胞外期裂殖体及休眠子,如伯喹、抗复发作用,也称根治药。乙胺嘧啶对恶性疟原虫红外期有一定作用。

(2) 杀灭红细胞内裂体增殖期,如氯喹、奎宁、咯萘啶、喹派、青蒿青及蒿甲醚等,用以控制临床发作。

(3) 杀灭配子体,如伯喹,用于切断传播。

(4) 杀灭孢子增殖期,如乙胺嘧啶,可抑制蚊体内的孢子增殖发育。

案例2

提示:

(1) 硝基咪唑类:甲硝唑对阿米巴滋养体有较强的杀灭作用,是目前治疗肠内、外各型阿米巴病的首选药物。

(2) 依米丁类:依米丁对阿米巴滋养体有直接杀灭作用。

(3) 双碘喹啉:本品主要作用于肠腔内阿米巴。

(4) 二氯尼特:本品是目前最有效的杀包囊药物,可能与阻断蛋白质合成有关。

(5) 硝唑尼特:本品是一种有效抗肠道原虫药物。

(6) 抗菌药物:主要通过抑制肠道共生细菌而影响阿米巴的生长繁殖,尤其对阿米巴痢疾伴发细菌感染时效果尤佳。如四环素类、氨基糖苷类(如巴龙霉素)及氟喹诺酮类等抗菌药物。为取得最佳疗效,上述药物多采用联合用药,常用的治疗方案如下:①普通型一般采用甲硝唑,其治愈率可达90%,如加用抗菌药物可提高疗效。若有包囊排出,可加用二氯尼特或双碘喹啉。②暴发型可采用甲硝唑静脉内给予,同时与抗菌药物联合,并对症治疗。③慢性型可根据病情轻重,适当选用甲硝唑或双碘喹啉,亦可选用二氯尼特治疗。④无症状型可选用二氯尼特或双碘喹啉。

第35章 抗恶性肿瘤药物

案例

提示：

急性淋巴细胞性白血病以抗癌药物行联合治疗(化疗)。初始(诱导)化疗需住院3至6周，然而后续的化疗可以门诊病人的形式给予治疗，如果淋巴细胞计数极低则需行隔离治疗以避免接触感染病原体。

化疗由3至8种有代表性的药物的联合治疗构成，这些药物包括：泼尼松、长春新碱、甲氨蝶呤、6-巯基嘌呤和环磷酰胺等。

主要参考文献

曹红 . 2009. 临床药物治疗学 . 北京：人民卫生出版社
樊一桥 . 2010. 药理学 . 北京：科学出版社
李大魁 . 2008. 药学综合知识与技能 . 北京：中国医药科技出版社
刘晓颖 . 2010. 药理学 . 西安：第四军医大学出版社
王功立 . 2003. 中国非处方药店员手册 . 北京：化学工业出版社
王迎新，弥曼 . 2009. 药理学 . 北京：人民卫生出版社
杨毓瑛 . 2000. 不合理用药分析手册 . 上海：上海科学技术出版社
杨毓瑛 . 2000. 临床不合理用药 . 上海：上海医科大学出版社
姚宏 . 2002. 药理学基础 . 北京：人民卫生出版社
张庆 . 2008. 药理学与药物治疗学基础 . 北京：人民卫生出版社
赵志刚 . 2009. 临床安全合理用药案例分析 500 例 . 北京：人民卫生出版社